HEALTH BEHAVIOR THEORY

第2版

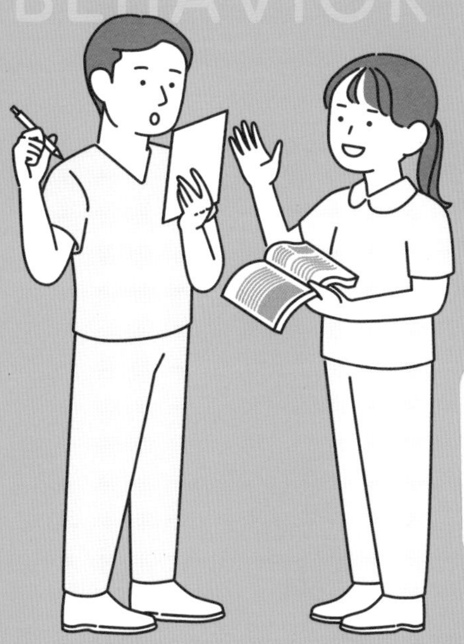

医療・保健スタッフのための

健康行動理論の基礎

生活習慣病を中心に

松本千明

医歯薬出版株式会社

This book is originally published in Japanese
under the title of :

IRYOU・HOKEN SUTAFFU-NO TAMENO KENKOU KOUDOU RIRON-NO KISO－Seikatsushūkanbyou-wo Chūshin-ni
(Practical Guide on the Health Behavior Theories for the Medical and Health Care Staff－Focusing on the Lifestyle-Related Diseases)

MATSUMOTO, Chiaki

ISHIYAKU PUBLISHERS, INC.
7-10, Honkomagome 1 chome, Bunkyo-ku,
Tokyo 113-8612, Japan

はじめに

糖尿病をはじめとする生活習慣病の予防と治療のためには，食事や運動，薬の服用や禁煙など，人が生活習慣を変え（行動変容し），その行動を維持する必要があります．

しかし，ただ「こうした方がいいですよ」と健康によい行動を勧めるだけでは，人は，なかなか「やる気」にならなかったり，変えた行動を維持できなかったりします．

そのため，医療と保健の現場で，行動変容を促す患者指導や保健指導，健康教育を行っている皆さんは，行動変容への「やる気」を引き出したり，変えた行動を維持してもらうためにどう働きかければよいのか，日々苦労されていると思います．

そこで役立つのが，健康行動理論です．

健康行動理論を学ぶと，人に行動変容を促す場合の働きかけのポイントが分かるようになります．

本書では，代表的な7つの健康行動理論について，多くの図を使って分かりやすく説明しています．

本書の初版は，20年以上もの間，多くの医療・保健スタッフの皆さんにお読みいただいてきました．

今回の改訂版では，医療・保健スタッフの皆さんにとって，さらに役立つ書籍になるように，約30ページが初版にはない全く新しい内容になっています．

大きな改訂内容は，次の3点です．

①「自己効力感」の章を「社会的認知理論」の章に替え，自己効力感を含めて説明しました．

② 現場での働きかけの参考になる，ランダム化比較試験によって行動変容への有効性が証明された，行動変容プログラムを紹介しました．

③ 理論の補足情報や，現場で理論を活用する場合のコツなどを示した「コラム」を追加しました．

この改訂版が初版同様，行動変容を促す患者指導や保健指導，健康教育を行う医療・保健スタッフの皆さんにとって，少しでもお役に立てれば幸いです．

2023年11月

松本　千明

本書の活用にあたっての留意事項

本書に関しまして，何点かご留意いただきたい点があります．

1 訳語について：
健康行動理論の多くは外国で作られたもののため，用語を日本語に訳すうえで，直訳では意味が通じにくいと判断したものは，若干の意訳をしています．

2 「対象者」という表現について：
本書では，患者や保健指導と健康教育の対象者を一括して表現する場合は，「対象者」としています．

3 「アドヒアランス」という用語について：
本書で使用している「アドヒアランス」という用語は，“患者が，いったん了承した治療法をほとんど監視なしで継続する度合い”のことをいいます．
（ナース版　ステッドマン医学辞典　改訂第２版　メジカルビュー社，2003 年）

4 参考図書について：
本書を読んだ後で，健康行動理論についてさらに学びたいと思われる方のために，以下に参考図書をお示しします．

- 「健康行動学―その理論，研究，実践の最新動向―」
  カレン・グランツ，バーバラ・K・ライマー，K・ビィスワナス（編）/木原雅子，加治正行，木原正博（訳）メディカル・サイエンス・インターナショナル（2018 年）
- 「健康行動理論による研究と実践」
  一般社団法人日本健康教育学会（編）医学書院（2019 年）
- 「行動科学―健康づくりのための理論と応用」（改訂第２版）
  畑　栄一，土井由利子（編）南江堂（2009 年）
- 「新装版 社会的学習理論の新展開」
  祐宗省三，原野広太郎，柏木恵子，春木　豊（編）金子書房（2019 年）
- 「セルフ・エフィカシーの臨床心理学」
  坂野雄二，前田基成（編著）北大路書房（2002 年）
- 「ストレスの心理学―認知的評価と対処の研究」
  リチャード・S・ラザルス，スーザン・フォルクマン（著）/本明　寛，春木　豊，織田正美（監訳）実務教育出版（1991 年）
- 「支えあう人と人―ソーシャル・サポートの社会心理学―（セレクション社会心理学-8）」
  浦　光博（著）サイエンス社（1992 年）

目次　医療・保健スタッフのための 健康行動理論の基礎　第２版

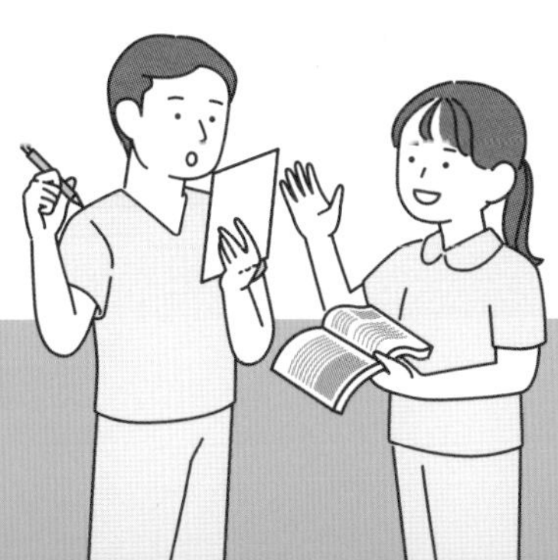

序章　健康行動理論とは何か

健康行動理論とは何かについて説明する前に，まず，健康行動とは何かを説明したいと思います．

健康行動については，キャスルとコブ[1,2]の有名な定義の他に，いろいろな定義があります．それらの詳細は他書[3]に譲るとしまして，本書では，健康行動を簡単に次のように定義したいと思います．

健康行動とは，
「健康によい行動のこと」

この定義に従うと，健康行動には，運動や禁煙をはじめ，減塩や処方された薬をきちんと飲むことなど，さまざまな行動が含まれます．

この健康行動の定義を踏まえて，本書では健康行動理論を，ごく簡単に次のように定義したいと思います．

健康行動理論とは，
「健康行動を促進する要因を示したもの」

健康行動を促進する要因とは，「人が健康行動を行う可能性を高める要因」のことです．

例えば，人には，定期的に運動をしている人もいれば，していない人もいます．
なぜ，このような違いが生まれるのでしょうか？
この違いを健康行動理論の定義に従って説明すると，次のようになります．

運動することを促進する要因を満たしている人は，運動をする可能性が高く，運動することを促進する要因を満たしていない人は，運動をする可能性が低い．

このことから，人に運動を勧めて行動変容してもらうには，人が運動することを促進する要因を満たすように働きかければよいということになります．

人が健康行動を行うことを促進する要因として，どんなものがあるかは，健康行動理論が教えてくれます．

ですから，健康行動理論を学ぶと，人に健康行動を行うように促す場合の，働きかけのポイントが分かるようになります．

これが，医療・保健スタッフの皆さんが，健康行動理論を学ぶメリットです．

次章からは，代表的な健康行動理論について，「人が健康行動を行う可能性を高める要因」として，どのようなものが挙げられているかという視点で，読み進めていただければと思います．

■文 献

1）Kasl SV, Cobb S：Health behavior, illness behavior, and sick-role behavior：Ⅰ. health and illness behavior. Archives of Environmental Health 12（2）：246-266, 1966.

2）Kasl SV, Cobb S：Health behavior, illness behavior, and sick-role behavior：Ⅱ. sick-role behavior. Archives of Environmental Health 12（4）：531-541, 1966.

3）カレン・グランツ，バーバラ・K・ライマー，K・ビィスワナス（編），木原雅子，加治正行，木原正博（訳）：健康行動学―その理論，研究，実践の最新動向―．メディカル・サイエンス・インターナショナル，2018.

第1章 健康信念モデル（ヘルス・ビリーフ・モデル）

考え方

健康信念モデルは，ローゼンストック[1)]やベッカー[2)]などを中心として考案され，発展してきたモデルです．

健康信念モデルでは，人が健康行動をとるようになるには，次の2つの条件が必要だと考えます[3)]．

条件1 **「健康についてこのままではまずい」という「危機感」を感じること**
条件2 **健康行動をとることのプラス面が，マイナス面よりも大きいと感じること**

この2つの条件を図に表すと次のようになります．

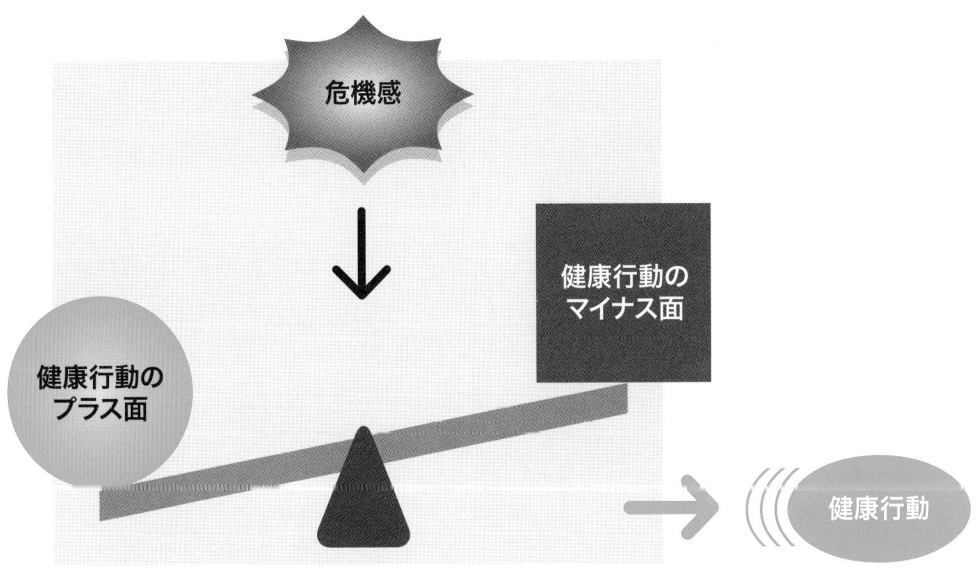

「危機感」を感じたうえで，「健康行動のプラス面」と「健康行動のマイナス面」をはかりにかけるというのが，健康信念モデルのポイントです．

健康に関して「危機感」を感じたうえで，その健康行動をとることのプラス面とマイナス面をはかりにかけ，プラス面の方がマイナス面よりも大きいと思えば，人はその健康行動をとる可能性が高くなるということです．

（逆に，その健康行動をとることのマイナス面の方がプラス面よりも大きいと思えば，その健康行動をとる可能性は低くなります）

それでは，「危機感」と「健康行動のプラス面」，「健康行動のマイナス面」について，もう少し詳しく見てみましょう．

「健康についてこのままではまずい」という「危機感」は，どのようにして生まれるのでしょうか．健康信念モデルでは，人が「危機感」を感じるには，次の２つの要因を感じる必要があると考えます[3)]．

(1)「可能性」: 病気や合併症になる可能性

(2)「重大さ」: 病気や合併症になった場合の重大さ

この２つの要因を両方感じてはじめて，人は「危機感」を感じるようになります．以下のように，どちらか一方を感じるだけでは，「危機感」を感じないということです．

ｉ)「可能性」は感じるが，「重大さ」を感じない場合：このままだと自分が病気や合併症になる「可能性」が高いと感じているが，たとえそうなったとしても，自分にとっては「重大」なことではないと考える場合です．例えば，このままだと「鼻かぜ」をひく「可能性」が高いと感じていても，「鼻かぜ」をひいたとしても「重大」なことではないと感じていれば，「危機感」は生まれません．

ⅱ)「重大さ」は感じるが，「可能性」を感じない場合：病気や合併症になると，その結果が「重大」であると感じていても，自分が病気や合併症になる「可能性」は低いと考えている場合です．例えば，喫煙者が「肺がんになったとしたら，それは大変だ」と感じていても，自分が肺がんになる「可能性」は高くないと感じていれば，「危機感」は生まれません．

なお，病気や合併症になると，その結果が「重大」であると感じる場合には，医学的な面と社会的な面の両方が含まれます．医学的な面としては，死や身体機能・精神機能の低下などが含まれ，社会的な面としては，仕事や家族，社会的関係への影響が含まれます[3)]．

以上をまとめて，「危機感」が生まれるプロセスを図にすると，次のようになります．

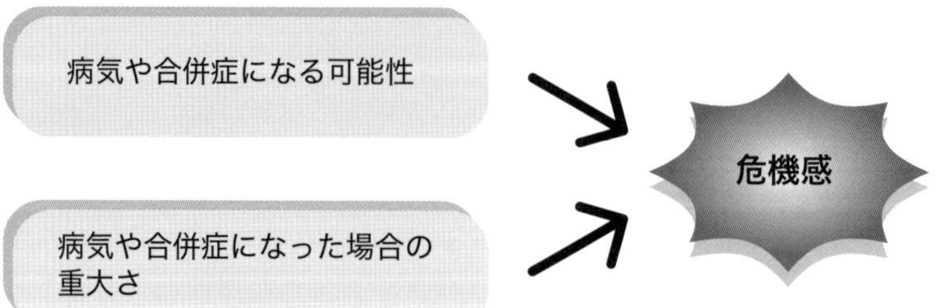

健康行動のプラス面

「健康行動のプラス面」とは，その健康行動をとることで得られる「メリット」のことです．

（メリットとしては，このままではまずいという「危機感」が減ること[3]の他に，さまざまなものが考えられます）

健康行動のマイナス面

「健康行動のマイナス面」とは，その健康行動をとるうえで「妨げ」になるもののことです．

健康行動の一般的な妨げとしては，「楽しくない」，「難しい」，「費用が高い」，「不便である」，「時間がかかる」などが考えられます[4]．しかし，どんなことが妨げになるかは，健康行動によって，また，人によっても異なります．

今まで説明してきたことを図にまとめると，次のようになります．

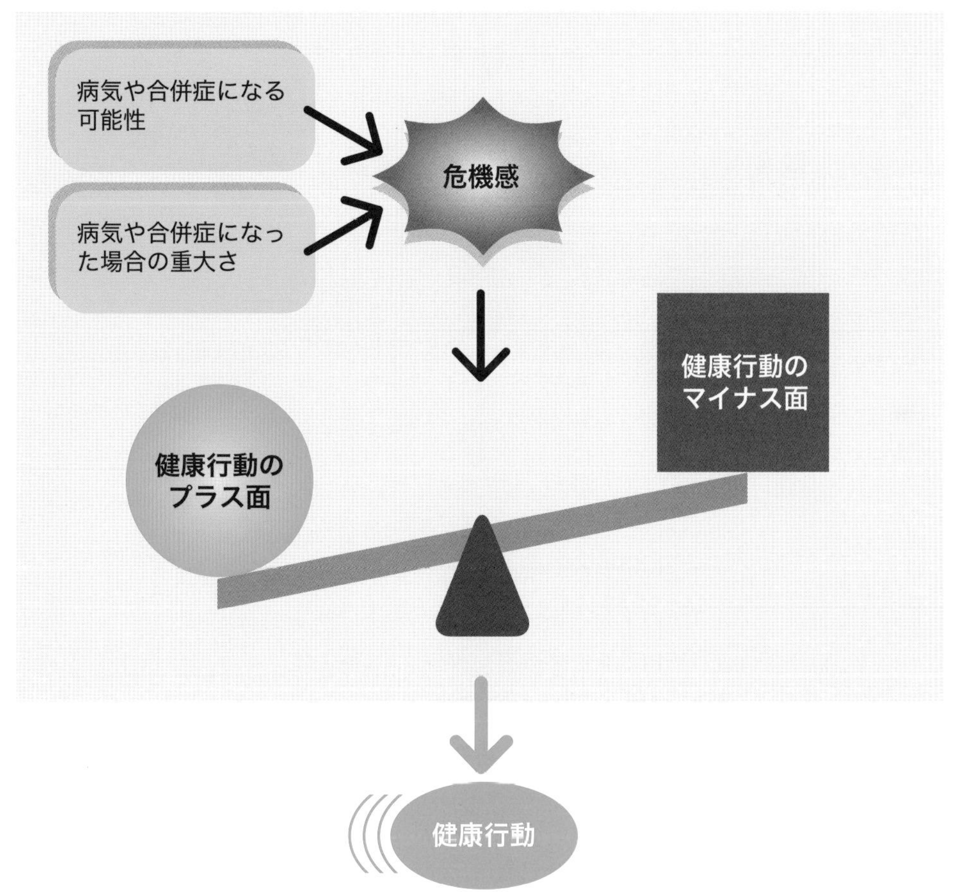

健康信念モデルには，もう1つ「危機感」に影響する「行動のきっかけ」とよばれるものがあります．「行動のきっかけ」には，病気の症状を感じたり（内的なきっかけ），医療・保健スタッフや友人などからの勧め，マスメディアからの情報，家族や友人が実際に病気になることなど（外的なきっかけ）が含まれます[3]．それらによって「危機感」が高まり，行動を起こすきっかけになると考えられます．

この「行動のきっかけ」を加えると，健康信念モデルの図は，次のようになります．

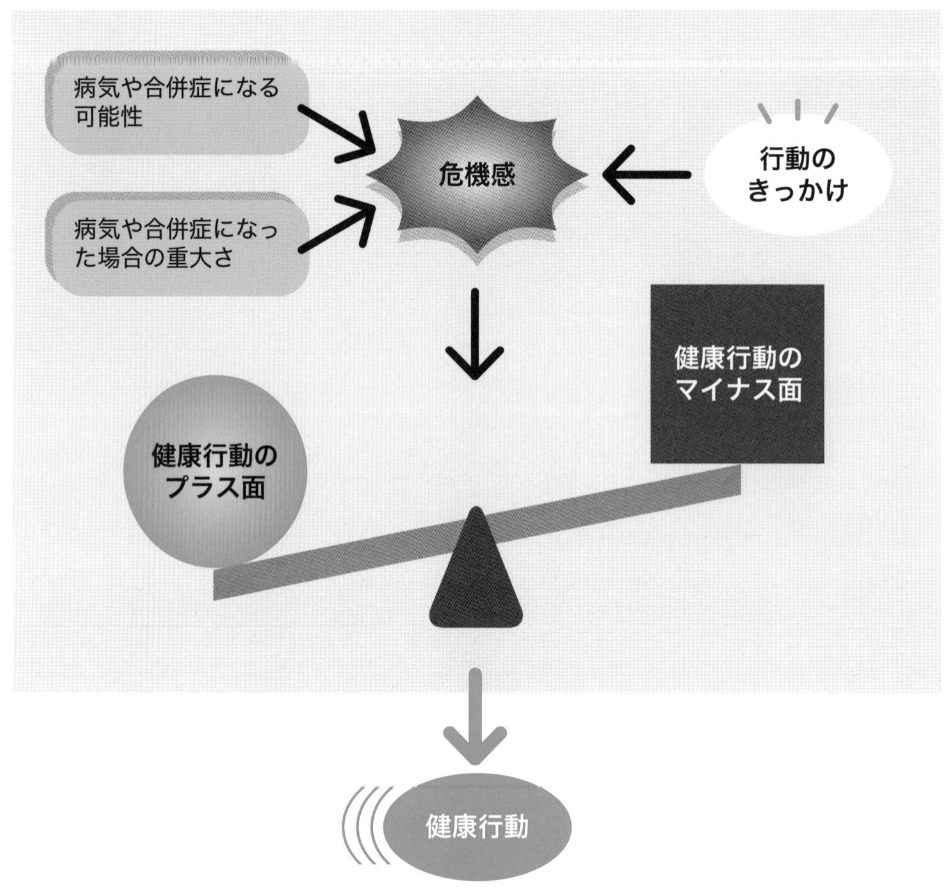

ところで，健康信念モデルでは，上の図で使った言葉を次のような専門用語で表します[3]．

「危機感」→「**脅威**」

「病気や合併症になる可能性」→「**罹患性**」

「病気や合併症になった場合の重大さ」→「**重大性**」

「健康行動のプラス面」→「**有益性**」

「健康行動のマイナス面」→「**障害**」

これらの専門用語を使って，健康信念モデルの図を書き直すと次のようになります．

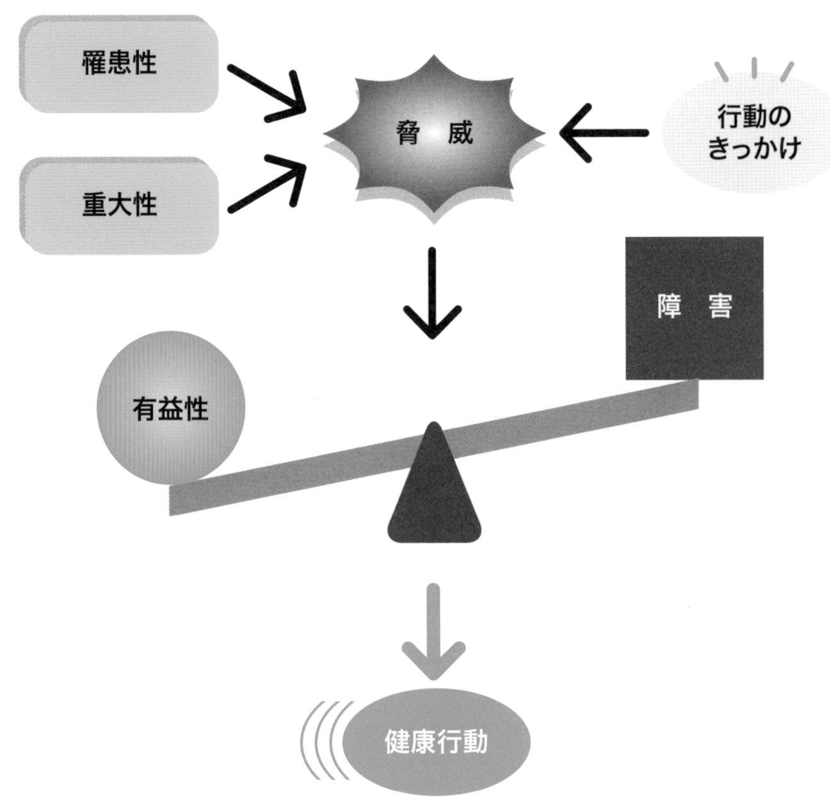

今までの図は，健康信念モデルを理解してもらうために私が作成したものですが，1970年代に学術雑誌に掲載された，健康信念モデルの正式な図を，以下にお示しします．

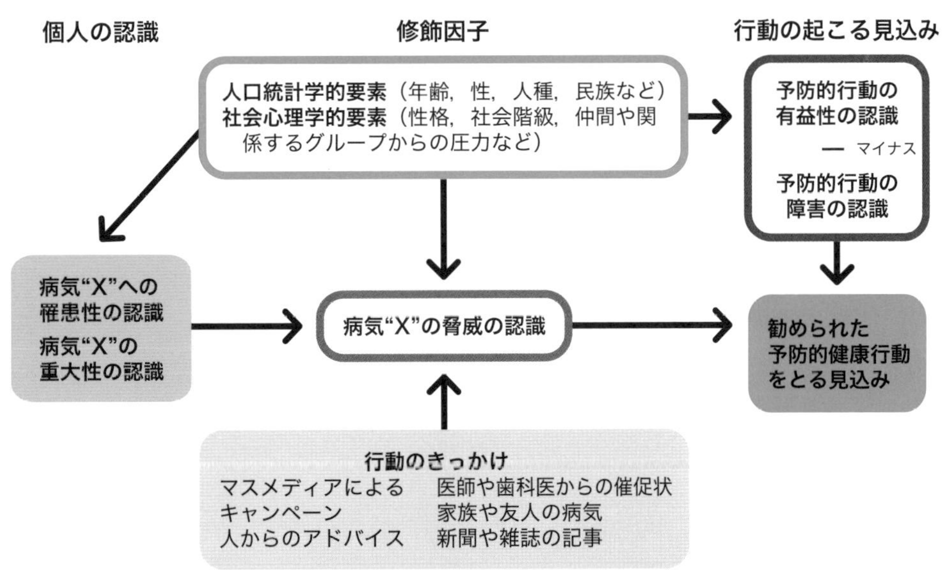

［予防的健康行動を説明するための"健康信念モデル"（文献 2 より引用）

現場への応用

それでは，健康信念モデルは現場にどのように応用できるのでしょうか．

2 型糖尿病を持つ A さんに登場願いましょう．A さんは 35 歳（身長 165 cm，体重 80 kg）の独身の会社員です．現在，経口糖尿病薬を内服中ですが，HbA1c 8.8%と糖尿病のコントロールは不良です．主治医からは，減量が必要とのことで，栄養指導を受けるように言われています．

A さんの独り言を聞いてください．

「医者は，今の糖尿病のコントロール状態が長く続くと，合併症が出る可能性が高くなるので，一度栄養指導を受けるようにと言っている．合併症で眼が見えづらくなったら大変だけど，自分が合併症になるとは思えないな．栄養指導を受けると本当に減量できるのかなあ．それに，カロリー計算などは難しそうだし．やっぱり今回はやめておこう」

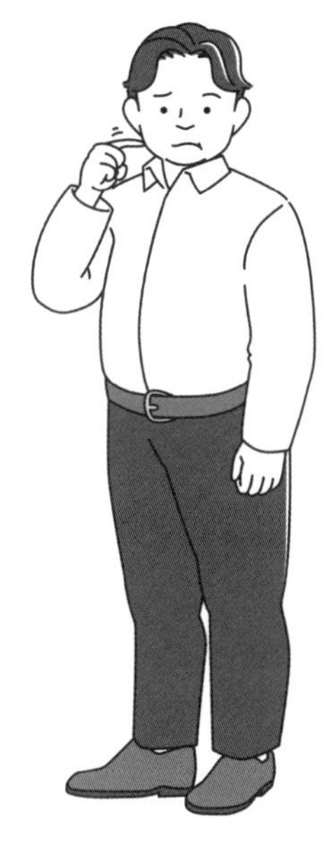

この A さんの独り言を，健康信念モデルの面から考えてみましょう．

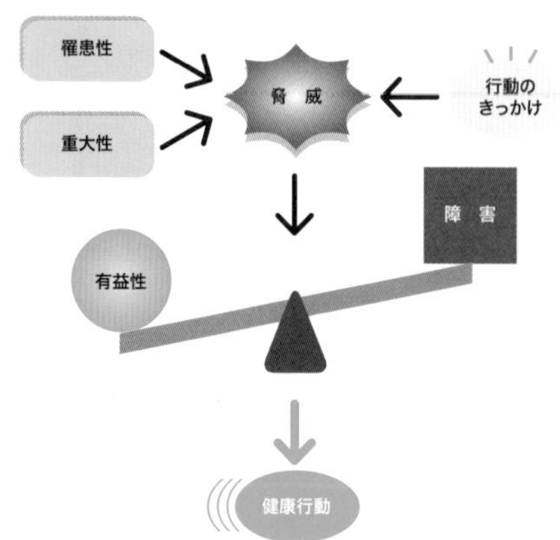

この図の要素に A さんの独り言を当てはめると，次のようになります．

罹患性：「自分が合併症になるとは思えないな」

重大性：「合併症で眼が見えづらくなったら大変だけど」

有益性：「栄養指導を受けると本当に減量できるのかなあ」

障害：「カロリー計算などは難しそうだし」

行動のきっかけ：「医者が栄養指導を受けるようにと言っている」

これらの独り言を上の図に当てはめると，次のようになります．

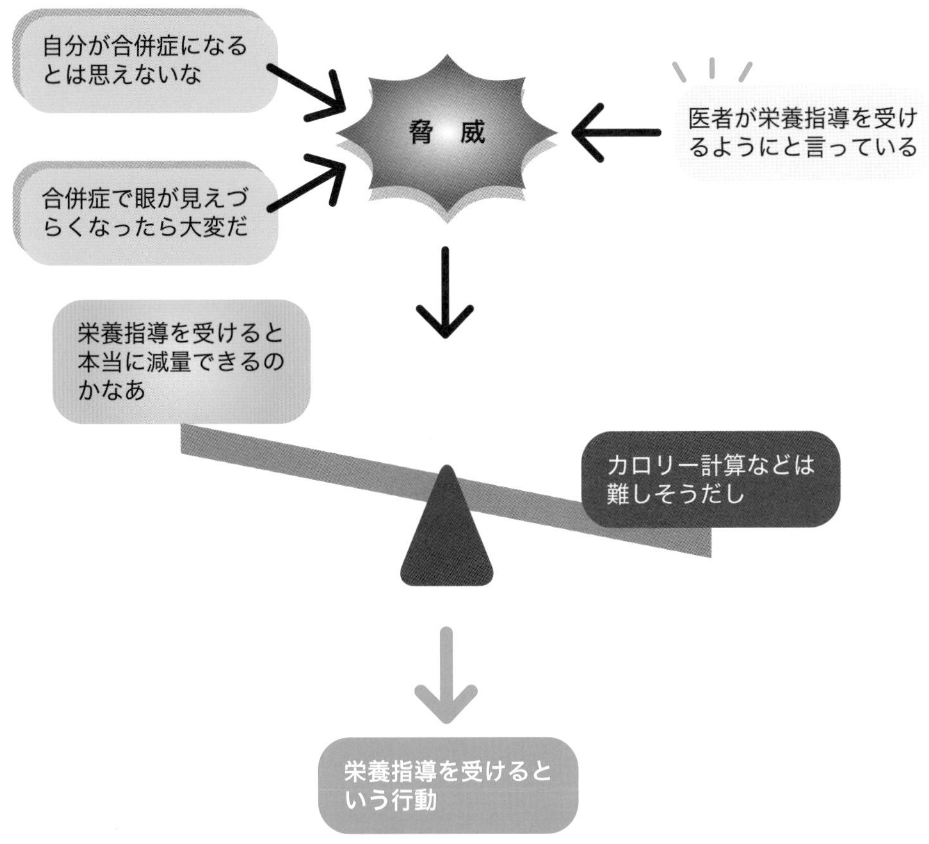

「脅威」について：A さんは，自分に糖尿病の合併症が起きる可能性は低いと感じているので，「罹患性」の認識は低いということになります．一方，合併症になったら大変だと思っているので，「重大性」の認識はあると考えられます．

以上より，「重大性」は感じていても「罹患性」を感じていないため，「脅威」をあまり感じず，医者からの勧めという「行動のきっかけ」もそれほど効果を発揮していないようです．

「有益性」と「障害」について：栄養指導の「有益性」については，「栄養指導を受けると本当に減量できるのかなあ」とそれほど感じておらず，カロリー計算などの難しさという「障害」の方を強く感じています．結果として「栄養指導を受けるという行動」は起きそうにないことになります．

それでは，健康信念モデルの観点から，A さんに栄養指導を受けてもらうために，どのように働きかけたらよいのでしょうか．

上の図からも明らかなように，それには 3 つのポイントがあります．

1）糖尿病の合併症の「罹患性」の認識を高める
2）栄養指導の「有益性」の認識を高める
3）栄養指導の「障害」の認識を少なくする

以下に，具体的な働きかけの例を示します．

1）糖尿病の合併症の「罹患性」の認識を高める

糖尿病のコントロールの悪い人は，よい人に比べて，どれぐらい合併症になりやすいのか，グラフなどで示す．

2）栄養指導の「有益性」の認識を高める

糖尿病患者で，栄養指導を受けて，実際に減量に成功した例を示す．

3）栄養指導の「障害」の認識を少なくする

栄養指導では，最初からカロリー計算を教えるのではなく，Aさんが実行可能な方法を教えるようにする．

以下に，健康信念モデルに基づいた働きかけの方法について，肥満の方に食事療法を勧める場合を例にして，示しておきます．

①「このままではまずい」という「脅威」を感じてもらう
② 食事療法の「有益性」が「障害」よりも大きいと感じてもらう

それぞれについて，説明します．

①「このままではまずい」という「脅威」を感じてもらう

このような「脅威」を感じるには，次の2つを感じてもらう必要があります．

「罹患性」：病気や合併症になる可能性
「重大性」：病気や合併症になった場合の重大さ

「罹患性」を感じてもらうために，肥満の状態が続くと糖尿病や高血圧などの病気になる可能性が高いことを，データなどを基に説明します．

また，「重大性」を感じてもらうために，それらの病気になると，医学的にはもちろんのこと，家族や仕事などへの社会的な面の影響も大きいことを伝えます．

② 食事療法の「有益性」が「障害」よりも大きいと感じてもらう

食事療法の「有益性」を感じてもらうために，どんなものをどれぐらい食べれば，どれぐらいの減量が期待できるか，具体的な数字を基に説明します．

また，食事療法をするうえでの「障害」を減らすために，まず，その人にとってどんなことが「障害」になりそうかを調べます．食事療法をするうえでの「障害」は，人によって違う可能性があるからです．

もしその人にとっての「障害」が，「お腹一杯食べないと満足できないこと」だったら，満腹感を感じるための食べ方のコツを説明します．

以上のように働きかけることで，食事療法を行うという行動が起こりやすくなると考えられます.

最後に，健康信念モデルを使う場合の留意点を示しておきます.

1）健康信念モデルにおける「信念」とは，本人の主観的な考えや感じ方のことです[5)]．本人が，「罹患性」や「重大性」，「有益性」，「障害」についてどう感じているのかが大事なのです.
2）人が健康行動をとるためには，「脅威」を感じる必要がありますが，「脅威」を強く感じすぎると，それが「恐怖」に変わり，行動をとることの妨げになる可能性があります[6)]．この点については，対象者の性格なども考慮に入れたアプローチが必要です.
3）対象者が，「罹患性」や「重大性」，「有益性」，「障害」に対してどのような信念を持っているかを知り，その結果に基づいてそれらの信念が変わるように働きかけることで，行動が変わることが期待できます.

なお，その後，ローゼンストックら[7)]は，健康信念モデルに「自己効力感」の考えを加えることを提唱しました（「自己効力感」については，次章で詳しく説明します）.

研究結果

次に，健康信念モデルと健康行動との関係について調べた研究を見てみましょう.

まず，健康行動理論に関する研究の種類について説明します.

健康行動理論に関する研究には，大きく分けて「横断的研究」と「縦断的研究」の2つがあります.

「横断的研究」とは，ある一時点における，健康行動理論の構成要素と健康行動の実施との関係を調べる研究です.

一方，「縦断的研究」とは，ある一時点における健康行動理論の構成要素と，その後の健康行動の実施との関係を調べる研究です.

（健康行動理論の構成要素とは，健康信念モデルでいえば，「罹患性」や「重大性」，「有益性」，「障害」などのことです）

本書の初版では，以下の研究結果を紹介しました.

■2型糖尿病（横断的研究）：

※治療やセルフケアへのアドヒアランス：

糖尿病に対する「重大性」を感じている人ほど[8)]，また，治療やセルフケアの「有益性」を感じている人ほど[9～12)]，アドヒアランスが有意に高かった.

また，治療やセルフケアをするうえでの「障害」を感じている人ほど，アドヒアランスが有意に低かった[12,13)].

■高血圧（横断的研究）：

※降圧薬内服へのアドヒアランス：

高血圧の合併症に対する「罹患性」を感じている人ほど[14]，また，治療のアドバイスに従うことや薬物療法の「有益性」を感じている人ほど[11,14]，アドヒアランスが有意に高かった．

また，降圧薬内服に伴う「障害」（副作用や経済的なコストなど）を感じている人ほど，アドヒアランスが有意に低かった[14~17]．

■脂質異常症（横断的研究）：

※脂質異常症患者の運動セッションへの参加：

脂質異常症に対する「重大性」を感じている人ほど，セッションへの参加率が有意に高かった[18]．

■運動（横断的研究）：

運動の「有益性」を感じている人ほど，運動の頻度が有意に多く[19,20]，運動をするうえでの「障害」（時間がない，器具がない，けがの心配など）を感じている人ほど，運動の頻度や身体活動が有意に少なかった[21,22]．

■運動（縦断的研究）：

健康増進プログラムの開始時に，運動の「有益性」を感じていた人ほど，4週間のプログラムによって，運動の変化（週2回以上の運動）を有意に多く認めた[23]．

また，運動をするうえでの「障害」を感じていた人ほど，その後2年間の運動頻度が有意に少なかった[24]．

ここまで紹介した研究は，対象者に対して何の働きかけも行わず，現状や経過を観察する研究なので，「観察研究」と呼ばれます．

「観察研究」では，健康信念モデルの構成要素と健康行動の実施に関係があることは分かります．

しかし，「観察研究」の結果からは，人に行動変容してもらうために，健康信念モデルに基づいて，どんな働きかけをどれぐらい行えばよいかの情報は得られません．

その情報を得るには，対象者に対して実際に働きかけ（介入）を行い，その介入の効果を調べる研究が必要になります．そのための研究が「介入研究」です．

介入研究の中でも，特に，得られた結果の信頼性が高い（エビデンス【根拠】の質が高い）研究方法として，「ランダム化比較試験」があります．

「ランダム化比較試験」とは，次のような研究方法をいいます．

●ランダム化比較試験：

研究の対象者を2つ以上のグループにランダムに分けて，介入の効果を検証する方法．

例）健康信念モデルに基づいた働きかけが，行動変容に有効かどうかを調べる場合：具体的な手順は次のようになります．

① 対象者全体をランダムにAとBの2つのグループに分ける．
② Aグループには健康信念モデルに基づいた働きかけを行い，Bグループには何も働きかけを行わない（あるいは，健康信念モデルに基づかない働きかけを行う）．
③ 働きかけ終了後，両グループの行動変容の起こり具合を比較する．
④ Aグループの方がBグループよりも，行動変容した人の割合が有意に多ければ，健康信念モデルに基づいたその働きかけが，行動変容を起こすうえで有効であったことが証明される．

以下に，ランダム化比較試験によって，健康信念モデルに基づいた働きかけの，行動変容に対する有効性が証明された，3つの研究を紹介します．

研究 No.1	大学職員に対する，健康信念モデルに基づいた介入の，大腸がん予防のための食行動への効果を調べた研究[25)]
対象者	介入群55人，対照群55人
介入期間	1カ月
介入	●介入群：以下の4つの介入が行われた． (1) 教室での講義（4回） (2) パンフレットの配布（2種類）： ① 大腸がんの徴候と症状，リスクファクター ② 大腸がんの予防方法 (3) 携帯電話を使ったテキストメッセージの送付： 介入期間中に10個のテキストメッセージが送られた． ※内容：大腸がんに関する健康信念モデルの構成要素を満たすことを目的としたもの． (4) オフィスのオートメーションシステムを使った教育的パッケージ： 10日間アップロードされ，参加者は勤務時間中にそれを学ぶように求められた． 介入全体を通じ，情報は以下のように，健康信念モデルの構成要素に合わせた形で提供された． ※罹患性：大腸がんに関する事実と発症率の数字の提示． ※重大性：大腸がんの画像の使用． ※有益性：大腸がんのリスクを減らすための健康行動の有用性への意識の高揚． ※障害：大腸がんに関する健康行動と不健康行動の，それぞれのコストの分析． ●対照群：何の介入も受けなかった．
結果	●【大腸がんに関する健康信念モデルの構成要素の尺度スコア】 介入終了後2カ月で，介入群では介入前に比べ，以下の項目のスコアが対照群よりも有意に増加していた． (1) 4つの認識 ①罹患性，②重大性，③有益性，④自己効力感 (2) 予防のための食行動の実践

研究 No.2	骨粗鬆症のリスクのある女性に対する，健康信念モデルに基づいた骨粗鬆症予防プログラムの，骨粗鬆症予防行動への効果を調べた研究[26]
対象者	介入群 37 人，対照群 36 人
介入期間	7 カ月
介入	●介入群：1 カ月の教育プログラムと，その後 6 カ月のカウンセリングプログラムを受けた． ■教育プログラム：週 1 回，計 4 回（1 回 90〜120 分） 各回のテーマと内容は以下の通り． ・【1 回目】骨粗鬆症の症状と経過，診断と治療．骨密度の測定． ・【2 回目】骨粗鬆症予防の戦略―栄養：カルシウムを多く含む食品の種類とそのメリット，骨への効果． ・【3 回目】骨粗鬆症予防の戦略―運動：運動とウォーキングのメリットと骨密度への効果，荷重運動の実演． ・【4 回目】骨粗鬆症予防の戦略―修正可能なリスクファクター． ■カウンセリングプログラム：電話カウンセリングを月 2 回，計 12 回（1 回 10〜20 分），（各週 1 回，計 24 個の動機づけメッセージの送付を含む）．健康信念モデルに基づき，参加者の骨粗鬆症に対する罹患性の認識を高め，行動を変えるうえでの障害の認識を減らすように働きかけられた． ●対照群：何の介入も受けなかった．
結果	●【骨粗鬆症に関する健康信念モデルの構成要素の尺度スコア】 教育プログラム終了後 15 日，3 カ月，6 カ月で，介入前後で，介入群では対照群に比べ，以下のすべての項目で有意な増加が見られた．（骨粗鬆症に関する罹患性と重大性，カルシウム摂取と運動の有益性，カルシウム摂取と運動の障害*，カルシウム摂取と運動に関する自己効力感） *「障害」については，認識が低いほど，スコアが高くなるように工夫されていると思われる． ●【骨粗鬆症の予防行動】 カルシウムを多く含む食品の摂取（mg/日）と荷重運動（分/週）：介入前後で，介入群で有意な増加が見られたが，対照群では有意な違いは見られなかった．

研究 No.3	女性に対する，健康信念モデルに基づいた働きかけの，臨床的乳房検査*とマンモグラフィーの受検行動への効果を調べた研究[27] *乳房のしこりや他の変化の有無を調べるための，医師による視診や触診.
対象者	介入群 75 人，対照群 75 人【定期健診や，がん検診でヘルスケアセンターを訪れた女性，年齢>40 歳】
介入期間	1 カ月
介入	●介入群：教育的なグループ・コンサルテーション・ミーティングを受けた（週 1 回，計 4 回，1 回 90 分）. ミーティングの内容は以下の通り. ・【1 回目】「乳がんの罹患性の認識を高める」 参加者の乳がんに関する知識や信念，乳がんスクリーニング検査の受検状況についての質問．乳がんの定義と統計学的な数字，乳がんを疑わせる徴候の説明. ・【2 回目】「乳がんの重大性の認識を高める」 乳がんが患者と家族に及ぼす身体的・心理的影響についてのディスカッション. ・【3 回目】「スクリーニング検査の有益性の認識を高める」 乳がんのスクリーニング検査とそのメリットの紹介．検査のポジティブとネガティブな経験の共有．乳がん自己検診の学習. ・【4 回目】「スクリーニング検査の障害の認識を減らす」 乳がんのスクリーニング検査を受けるうえでの障害に関するディスカッション．障害の除去方法の提案. 各セッションにおいて，参加者は個別のコンサルテーションも受けた. ●対照群：ヘルスケアセンターのルーチンケアのみ受けた.
結果	●【健康信念モデルの構成要素の尺度スコア】 介入後（終了直後と終了後 3 カ月）で，介入群の方が対照群よりも，臨床的乳房検査とマンモグラフィーの有益性の認識が有意に高かった．介入群の方が対照群よりも，臨床的乳房検査とマンモグラフィーの障害の認識が有意に低かった. ●【臨床的乳房検査とマンモグラフィーの受検率】 介入終了後 3 カ月で，介入群で対照群に比べて有意に高かった.

■文 献

1）Rosenstock IM：Why people use health services. Milbank Memorial Fund Quarterly 44：94-127, 1966.
2）Becker MH, Maiman LA：Sociobehavioral determinants of compliance with health and medical care recommendations. Medical Care 13（1）：10-24, 1975.
3）Rosenstock IM：Historical origins of the health belief model. Health Education Monographs 2（4）：328-335, 1974.
4）Janz NK, Becker MH：The health belief model：a decade later. Health Education Quarterly 11（1）：1-47, 1984.
5）Kirscht JP：Research related to the modification of health beliefs. Health Education

Monographs 2 (4): 455-469, 1974.
6) Becker MH: The health belief model and sick role behavior. Health Education Monographs 2 (4): 409-419, 1974.
7) Rosenstock IM, Strecher VJ, Becker MH: Social learning theory and the Health Belief Model. Health Education Quarterly 15 (2): 175-183, 1988.
8) Harris R, Linn MW: Health beliefs, compliance, and control of diabetes mellitus. Southern Medical Journal 78 (2): 162-166, 1985.
9) Hampson SE, Glasgow RE, Foster LS: Personal models of diabetes among older adults: relationship to self-management and other variables. The Diabetes Educator 21 (4): 300-307, 1995.
10) 高梨　薫, 杉澤秀博, 手島陸久, 矢冨直美, 出雲祐二, 高橋龍太郎, 荒木　厚, 井上潤一郎, 井藤英喜, 冷水　豊, 柴田　博：高齢糖尿病患者の食事療法・運動療法の順守度と治療に対する信念および家族支援との関係. 老年社会学 18 (1): 41-49, 1996.
11) Belgrave LL, Wykle ML, Cogan D: Medical self-care: compliance with recommended treatment regimens among chronically ill middle-aged and elderly persons. Research in the Sociology of Health Care 14: 99-117, 1997.
12) Glasgow RE, Hampson SE, Strycker LA, Ruggiero L: Personal-model beliefs and social-environmental barriers related to diabetes self-management. Diabetes Care 20 (4): 556-561, 1997.
13) Polly RK: Diabetes health beliefs, self-care behaviors, and glycemic control among older adults with non-insulin-dependent diabetes mellitus. The Diabetes Educator 18 (4): 321-327, 1992.
14) Kirscht JP, Rosenstock IM: Patient adherence to antihypertensive medical regimens. Journal of Community Health 3 (2): 115-124, 1977.
15) Hershey JC, Morton BG, Davis JB: Patient compliance with antihypertensive medication. American Journal of Public Health 70 (10): 1081-1089, 1980.
16) 藤内修二, 長嶺敬彦, 佐藤隆美, 坪山明寛：高血圧患者のコンプライアンスに関する研究―Health Belief Modelによる分析―. 日本プライマリ・ケア学会誌 13(2): 167-176, 1990.
17) Brown CM, Segal R: The effects of health and treatment perceptions on the use of prescribed medication and home remedies among African American and White American hypertensives. Social Science & Medicine 43 (6): 903-917, 1996.
18) Lynch DJ, Birk TJ, Weaver MT, Gohara AF, Leighton RF, Repka FJ, Walsh ME: Adherence to exercise interventions in the treatment of hypercholesterolemia. Journal of Behavioral Medicine 15 (4): 365-377, 1992.
19) Biddle SJH, Ashford B: Cognitions and perceptions of health and exercise. British Journal of Sports Medicine 22 (4): 135-140, 1988.
20) Corwyn RF, Benda BB: Examination of an integrated theoretical model of exercise behavior. American Journal of Health Behavior 23 (5): 381-392, 1999.
21) Sallis JF, Hovell MF, Hofstetter CR, Faucher P, Elder JP, Blanchard J, Caspersen CJ, Powell KE, Christenson GM: A multivariate study of determinants of vigorous exercise in a community sample. Preventive Medicine 18 (1): 20-34, 1989.
22) Steptoe A, Rink E, Kerry S: Psychosocial predictors of changes in physical activity in overweight sedentary adults following counseling in primary care. Preventive Medicine

31 (2 Pt 1) : 183-194, 2000.
23) Kelly RB, Zyzanski SJ, Alemagno SA : Prediction of motivation and behavior change following health promotion : role of health beliefs, social support, and self-efficacy. Social Science & Medicine 32 (3) : 311-320, 1991.
24) Sallis JF, Hovell MF, Hofstetter CR, Barrington E : Explanation of vigorous physical activity during two years using social learning variables. Social Science & Medicine 34 (1) : 25-32, 1992.
25) Rakhshanderou S, Maghsoudloo M, Safari-Moradabadi A, Ghaffari M : Theoretically designed interventions for colorectal cancer prevention : a case of the health belief model. BMC Medical Education 20 (1) : 270, 2020. https://doi.org/10.1186/s12909-020-02192-4
26) Kalkım A, Dağhan Ş : Theory-based osteoporosis prevention education and counseling program for women : a randomized controlled trial. Asian Nursing Research 11 (2) : 119-127, 2017.
27) Mirmoammadi A, Parsa P, Khodakarami B, Roshanaei G : Effect of consultation on adherence to clinical breast examination and mammography in Iranian women : a randomized control trial. Asian Pacific Journal of Cancer Prevention 19(12): 3443-3449, 2018.

Column 「メリット」の認識を強める場合のポイント

人に健康行動を勧める場合の1つの方法として，その行動をすることのメリットの認識を強めることが挙げられます（健康信念モデルでいうと，「有益性」の認識を強めること）．

その場合のポイントとして，相手の価値観に合わせることが重要です．

例えば，人に運動を勧める場合を考えてみましょう．運動のメリットには，以下のようにいろいろなものがあります．

(1) 体脂肪が減る
(2) ストレス発散になる
(3) 血圧がよくなる
(4) 血糖の値がよくなる
(5) 中性脂肪が下がる
　善玉コレステロールが増える
(6) 風邪をひきにくくなる
(7) 脳が活性化される
(8) 肩こりや腰痛が軽くなる
(9) 体力がつく
(10) 骨が丈夫になる
(11) よく眠れるようになる
(12) 便秘が改善する

人に運動を勧める場合は，これらのメリットの中から，例えば，自分にとって特に重要だと思うものを3つ選んでもらうようにします．

仮にAさんが，運動のメリットの中から，「体脂肪が減る」，「ストレス発散になる」，「体力がつく」の3つを選んだとします（Aさんは，「体脂肪が減ること」，「ストレスを発散すること」，「体力がつくこと」に価値を置いているということ）．

そんなAさんに運動を勧める場合は，運動をすれば「体脂肪が減ること」や「ストレスを発散できること」，「休力がつくこと」を強調して伝えるようにするのです（データや事例などを示しながら）．

つまり，人に，ある健康行動を勧める場合にそのメリットを伝える場合は，

「相手が価値を置いているメリットを強調して伝えるようにする」

というのがポイントです．

なぜなら，人は，自分が価値を置くメリットしか心に響かず，自分が価値を置いていないメリットをいくら強調されても，その人の心には届かないからです（Aさんに「運動をすれば便秘が改善しますよ」といくら強調しても，Aさんの心には響かないということ）．

Column 「妨げ」を減らす働きかけの方法

人に健康行動を勧める場合は，その行動をするうえで「妨げ」になりそうなことを減らす働きかけが必要です（健康信念モデルでいうと，「障害」の認識を減らすこと）．

「妨げ」を減らす働きかけは，次のような流れで行うことが勧められます．

① その行動をするうえで「妨げ」になりそうなことを３つ挙げてもらう．
② ３つの中から１番簡単に解決できそうなものを選んでもらう．
③ その「妨げ」の解決方法を考えてもらう．
④ 残りの２つの「妨げ」についても，②と③を行ってもらう．

例）運動をするうえでの「妨げ」を減らす働きかけ

運動をするうえで「妨げ」になりそうなことを３つ挙げてもらう．

Ａさんが「時間がない」，「運動は楽しくない」，「運動する場所がない」を挙げたとする．

３つの中で，１番簡単に解決できそうな「妨げ」を選んでもらう．

Ａさんが「運動は楽しくない」を選んだとする．

Ａさんに，この「妨げ」を解決する方法を考えてもらう．

Ａさんが，解決方法として「ゲーム機を使って運動する」，「スポーツジムに通う」，「一緒に運動する仲間を見つける」を挙げたとする．

「時間がない」，「運動する場所がない」についても，同様の作業をしてもらう．

なお，「妨げ」を減らす働きかけでは，医療・保健スタッフからすぐに解決方法を示すのではなく，まず対象者に考えてもらい，相手の考えを引き出すことが重要です．

自分に合った方法というのは本人にしか分かりませんし，自分に合わない方法を選んでも，それを長く続けることは難しいからです．ただし，対象者がどうしても解決方法を考え出せない場合は，スタッフから提案をするようにします．

■文 献

・鱸 伸子，いとうびわ，柳澤厚生：保健指導が楽しくなる！医療コーチングレッスン．南山堂，2010．

第2章 社会的認知理論

考え方

社会的認知理論は，バンデューラによって考え出された理論で[1)]，元々，バンデューラが提唱していた社会的学習理論を発展させたものです．

社会的認知理論は，人の行動を包括的に説明する理論で，多くの構成要素を含んでいます[1)]．本書では，その中から次の6つをピックアップして，説明したいと思います．

1 **相互決定主義**
2 **観察学習**
3 **自己効力感**
4 **結果予期**
5 **強化**
6 **自己制御**

それぞれについて，説明します．

1 相互決定主義

相互決定主義とは，「人」と「行動」と「環境」の3つの要因が，お互いに相互作用しているとする考えのことです[2)]．

ここでいう相互作用とは，お互いに影響し合うということで，一方が変わると，その影響を受けて，もう一方も変わることを意味します．

相互決定主義の考えを図に表すと，次のようになります．

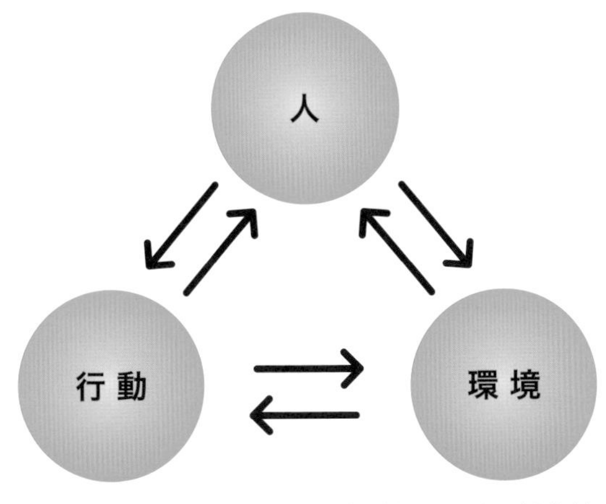

（文献３の図を一部改変）

この３つの要因は，それぞれ，次のような内容を意味しています．

「人」：その人の個人的な要因のこと（例えば，その人の考えや感情，信念，意図といった認知的要因の他に，その人の生物学的・社会的特性や，生物学的な出来事などを含む）

「行動」：その人が実際に行うこと

「環境」：その人の外部にあるすべての要因のこと（例えば，物理的，経済的，技術的，政治的，法律的，文化的環境の他に，社会的環境として，その人の周りの人々も含まれる）

相互決定主義とは，「人」と「行動」と「環境」がお互いに相互作用し，一方が変わると，その影響を受けて，もう一方も変わる関係にあると述べました．

このことについて，禁煙という行動を例にして説明します．

(1)「人」と「行動」の相互作用

※「人」が「行動」に影響を与える場合：

例）喫煙者が禁煙することへの自信を感じるようになった結果，実際に禁煙を始めた．

※「行動」が「人」に影響を与える場合：

例）禁煙を続けていくうちに，禁煙することへの自信がさらに強まった．

(2)「行動」と「環境」の相互作用

※「行動」が「環境」に影響を与える場合：

例）ある人が禁煙をしたら，それを見た友人も禁煙を始めた．

※「環境」が「行動」に影響を与える場合：

例）周りの人が禁煙したので，自分も禁煙を始めた．

(3)「人」と「環境」の相互作用

※「人」が「環境」に影響を与える場合：

例）喫煙者が肺がんになったら，周りの友人が禁煙を始めた.

※「環境」が「人」に影響を与える場合：

例）友人が禁煙を始めたことを知り，自分にも禁煙できるのではないかと思った.

相互決定主義の考えは，現場の働きかけに次のように応用することができます.

① 人の行動を変えるには，その人の考えや感じ方といった認知的な要因と，その人を取り巻く環境を変えるようにすることが望ましい.

② 人が行動を変えたことによって，その人の考えや感じ方，周りの環境にも影響を与えるということを考慮する.

2 観察学習

観察学習とは，人の行動は，他人の行動を見ることによって学ばれる（習得される）とするものです[4)]. 観察学習は「モデリング」とも呼ばれます.

社会的認知理論では，人の多くの行動は，観察学習によって学習されると考えます.

観察学習の考えは，現場の働きかけに次のように応用することができます.

① 人に，ある行動の仕方を説明する場合，言葉で細かく説明するよりも，他人が実際にその行動をするのを見てもらうことによって，行動を速く学んでもらうことができる（例：インスリン注射の実施方法).

② 人に，ある健康行動を勧める場合は，他の人がその行動をすることによって利益を得ているのを見てもらうようにする. そうすることで，その行動をすると利益が得られるということが学習され，その行動を行う可能性が高くなる.

3 自己効力感

自己効力感とは，“ある特定の行為を成就するのに必要な行動を，組織化して行う自分の能力に対する信念”と定義されます[5)].

簡単に言うと，「ある行動をうまく行うことができる」という「自信」のことです.

社会的認知理論では，人は，ある行動に対して「うまく行うことができる」という自信があると，その行動をとる可能性が高くなると考えます. また，そのような自信があると，行動をするのに必要な努力を惜しまず，失敗したり困難な状況であっても諦めにくいと考えられます[5)].

一方，人は，ある行動に対して「うまく行うことができる」という自信がないと，「自分には無理だ」と思ってしまい，その行動をとる可能性は低くなります.

例えば，定期的に運動をすることについて，「やろうと思えば，うまくできる」という自信がある人は，運動を始めて，続けられる可能性が高いと考えられます.

一方，定期的に運動をすることについて，「自分には無理だ」と自信がない人は，運動を始める可能性は低いということです．

なお，自己効力感は，英語では「セルフ・エフィカシー」といいます．

ところで，ある行動を「うまく行うことができる」という自信は，どこから生まれるのでしょうか．

そのような自信を感じるもと（情報源）として，バンデューラは，次の4つを挙げています[6]．

■自己効力感の4つの情報源

(1) 自己の成功経験
(2) 代理的経験
(3) 言語的説得
(4) 生理的・情動的状態

それぞれについて，説明します．

(1) 自己の成功経験

自己の成功経験とは，過去にその行動をうまく行うことができたという経験のことです．そのような成功経験があれば，その行動に対して，「やろうと思えばうまくできるだろう」という自信につながると考えられます．自己の成功経験は，自己効力感の情報源として最も強いものです．

(2) 代理的経験

代理的経験とは，他人が，ある行動をうまく行うのを見ることです．自分と似た人（性や年齢，状況など）が，ある行動をうまく行うのを見て，「自分にもうまくできそうだ」という自信につながるというものです．

(3) 言語的説得

言語的説得とは，人から「あなたならうまくできる」と言われることです．そう言われることで，「うまくできそうな気持ちになる」ことも考えられます．特に，そのように言う人自身がその行動をうまく行えたり，その行動をする多くの人を見てきた経験があれば，その人の言葉に説得力が増します．

(4) 生理的・情動的状態

生理的・情動的状態とは，ある行動をすることによって，身体の状態や気持ちに変化が起きることです．

例えば，人前で話をするときに，以前は声や手が震えていたのに，最近は震えなくなったとします．その変化を感じることによって，人前で話をすることに自信を感じるような場合です.

人は，ある行動を「うまく行うことができる」という自己効力感を感じるほど，その行動を行う可能性が高くなると考えられます．そのため，人に健康行動を勧める場合は，その行動に対する自己効力感を高めるように働きかけることが必要です.

具体的には，自己効力感の4つの情報源に基づいて，働きかけるようにします.

現場への応用

それでは，自己効力感の考え方は，現場にどのように応用できるのでしょうか.

肥満傾向があり，血圧とコレステロールで通院中のBさんに登場願いましょう．Bさんは43歳（身長155 cm，体重65 kg）の主婦です．以前より担当医から運動をするように勧められており，Bさんはちょうど始めたところです.

Bさんの独り言を聞いてください.

「1日15分のジョギングを始めて2週間．これぐらいなら続けられそうだわ．お隣の奥さんは30分走っているらしいし，あの人にできて自分にできないはずはないと思うわ．病院の先生も，2週間続けられたのだから，これからも続けられますよと言ってくれているし．最近は，ジョギングをし始めた頃に感じていた軽い息切れも感じなくなったし．もう少し慣れてきたら1日30分走ってみようかしら」

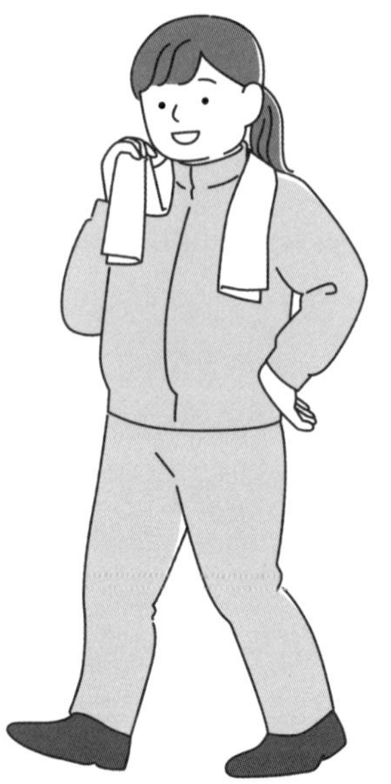

このBさんの独り言を，自己効力感の面から考えてみましょう.

Bさんの独り言から判断して，Bさんは，毎日ジョギングをすることに，かなり自己効力感を感じているようです．自己効力感を感じるようになった理由を4つの情報源から考えると，以下のようになります.

自己の成功経験：「1日15分のジョギングを始めて2週間」

代理的経験：「お隣の奥さんは30分走っているらしいし，あの人にできて自分にできないはずはないと思うわ」

言語的説得：「病院の先生も，2週間続けられたのだから，これからも続けられますよと言ってくれているし」

生理的・情動的状態：「最近は，ジョギングをし始めた頃に感じていた軽い息切れも感じなくなったし」

自己効力感の考え方を使って対象者に働きかける場合には，これらの４つの情報源をうまく活用するようにします．

以下に，自己効力感の４つの情報源に基づいた働きかけの方法について，対象者に運動を勧める場合を例にして，示しておきます．

1）自己の成功経験：

初めに，運動に関して，対象者が少し頑張れば達成できそうな目標を立ててもらいます（運動の長さや頻度などについて）．そして，実際にその目標を達成してもらうのです．「うまくできた」というその成功経験が，運動に対する小さな自信につながります．その後は，少しずつ運動の目標を上げていくことも可能になります．

逆に，最初からあまり高い目標を立て過ぎてしまうと，「頑張ったけれど，できなかった」という失敗経験をする可能性が高くなります．そうなると，「自分には運動は無理だ」と自信を失くしてしまうことになります．

2）代理的経験：

対象者と性や年齢，状況などが似ている人で，運動を行っている人から話をしてもらったり，その人のことを話したりするようにします．この場合，モデルとなる人を，対象者が「自分と似ている」と感じることが必要です．モデルとなる人が，自分とかけ離れた人の場合，「自分にもうまくできそうだ」と感じるよりも，「あの人だからできるんだ」と感じてしまう可能性があるからです．

3）言語的説得：

多くの人に運動指導をしてきた経験をもとに，この対象者は十分運動を続けることができると判断した場合は，言葉で励ますようにします．この場合，励ます側の言葉に説得力がなくてはなりません．

4）生理的・情動的状態：

対象者が運動を続けることによって，運動を始めた頃に感じていた息切れや筋肉痛などが軽くなってきた場合は，「○○さんの身体が運動に慣れてきたんですよ」と伝えるようにします．

4 結果予期

結果予期とは，「ある行動を行うと，こういう結果につながるだろう」という予測のことをいいます[7)]．

人は，ある行動を行うと，自分が価値を置く結果につながると予測する場合は，その行動を行う可能性が高くなると考えられます．逆に，その行動を行うと，自分にとってよくない結果につながると予測したり，特によい結果にはつながらないと予測した場合は，その行動を行う可能性は低いということです．

結果予期の考え方は，現場の働きかけに次のように応用することができます．

> 人に，ある健康行動を勧める場合は，その行動を行うとどういうよい結果が起こることが期待できるのか，具体的なデータや実例などを示しながら説明する．

5 強化

強化とは，ある行動をすることによって褒美が得られると，その行動が起きる頻度が増える（または，その行動が長く続く）ことをいいます．

社会的認知理論では，強化を以下の3つに分類しています[8]．

(1) 外的強化
(2) 代理強化
(3) 自己強化

それぞれについて，説明します．

(1) 外的強化

外的強化とは，人が，ある行動をした結果，外部から褒美が与えられることによって，その行動が起きる頻度が増える（または，その行動が長く続く）ことです．

例えば，禁煙を続けていることに対して，家族や友人から賞賛が与えられれば，その人は，禁煙を続ける可能性が高くなると考えられます．

(2) 代理強化

代理強化とは，他の人が，ある行動をした結果，褒美を得ているのを見ることによって，自分もその行動をする頻度が増える（または，その行動が長く続く）ことです．

例えば，他人が運動によって身体が引き締まったのを見ることによって，自分も運動をさらに続けるような場合です．

(3) 自己強化

自己強化とは，ある行動に対して自分で設定した基準に達したときに，自分に褒美を与えることによって，その行動の頻度が増える（または，その行動が長く続く）ことです．

例えば，1カ月禁煙できたら，褒美として，前から欲しかった物を自分にプレゼントするような場合です．

強化の考えは，現場の働きかけに次のように応用することができます．

> ある健康行動を維持してもらうために，3つの強化をうまく活用する．

6 自己制御

自己制御とは，自分の行動を制御（コントロール）することで，「セルフ・コントロール」ともいいます．

社会的認知理論では，人には，自分で自分の行動をコントロールする能力があると考えます[8)]．

セルフ・コントロールは，次の３つのプロセスに分けて考えます[9)]．

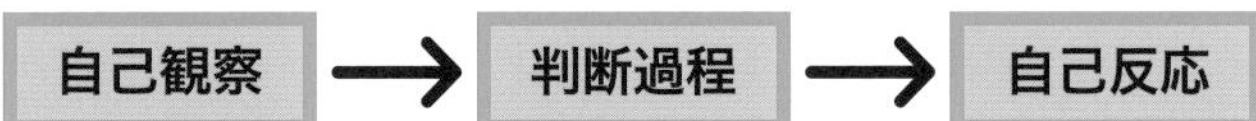

それぞれについて，説明します．

(1) 自己観察

自己観察とは，自分の行動を注意深く観察することです．

例えば，肥満の人で間食を多く摂り過ぎている人は，間食を摂るという行動パターンが習慣的になっているため，あまり意識せずに間食をしてしまっている場合があります．

そのような場合は，自分がどんなときにどんな物をどれぐらい間食しているのか，記録をつけ，観察することが勧められます．そうすることによって，自分の行動を客観的に眺めることができるようになります．また，その結果，間食をどれぐらい減らしたらよいか，具体的な目標を設定することも可能になります．

なお，自己観察は「セルフ・モニタリング」とも言います．

(2) 判断過程

判断過程とは，自己観察した結果，自分の行動が，ある基準を達成したかどうかを判断する過程のことです．

例えば，あらかじめ，その行動に対して自分で目標を立てていた場合は，その目標が判断基準になります．

(3) 自己反応

自己反応とは，判断過程の結果，自分の行動が基準を達成しているかどうかに基づいて，自分に対して働きかけを行うことです．

例えば，自分の行動が基準を達成していた場合は，自分に褒美をあげることによって，その行動が維持される可能性が高くなります．

研究結果

次に，社会的認知理論と健康行動との関係について調べた研究を見てみましょう．本書の初版では，特に，自己効力感と健康行動との関係について，以下の研究結果を紹介しました．

■2 型糖尿病（横断的研究）：

※治療やセルフケアへのアドヒアランス：

糖尿病患者では，食事や運動，薬物療法やセルフケアに対する自己効力感が高い人ほど，それらへのアドヒアランスが有意に高かった（食事療法[10~13]，運動療法[14]，食事療法＋運動療法[15,16]，運動療法＋血糖自己測定[17]，インスリン注射[18]）．

■2 型糖尿病（縦断的研究）：

※治療やセルフケアへのアドヒアランス：

ある時点での治療やセルフケアへの自己効力感が高い人ほど，その後のそれらへのアドヒアランスが有意に高かった（食事療法[13]，運動療法[19]，食事療法＋運動療法[20]，セルフケア[21]）．

■肥満（縦断的研究）：

※減量：

減量プログラムに参加した人の中で，プログラムのスタート時に食事に対する自己効力感が高い人ほど，プログラム終了時，またプログラム終了後 8 カ月[22]，終了後 1 年と 2 年時点[23]での体重減少が有意に大きかった．

■運動（横断的研究）：

運動に対する自己効力感が高い人ほど，運動をよく行っていた[24~36]．

■運動（縦断的研究）：

ある時点で運動に対する自己効力感が高い人ほど，一定期間の後に運動を有意に多く行っていた[35,37~42]．

以下に，ランダム化比較試験によって，社会的認知理論と自己効力感に基づいた働きかけの，行動変容に対する有効性が証明された，2 つの研究を紹介します．

研究 No.1	2型糖尿病の外来患者に対する，自己効力感に焦点を当てた教育プログラムの効果を調べた研究[43)]
対象者	介入群133人，対照群132人
介入期間	1カ月
介入	●介入群：4回のグループセッションを受けた（週1回，1回60〜90分，1グループ4〜8人）．セッションでは，糖尿病に関連した知識と自己効力感に基づいた糖尿病のセルフマネジメント・スキルが提供された．各回のテーマ：①糖尿病とセルフ・モニタリング，②食事，③身体活動，④定期的な診察 自己効力感の4つの情報源が，以下の形で各セッションに取り入れられた． ※自己の成功経験：患者の行動目標を少しずつ上げる形の設定と，目標達成に対するポジティブなフィードバックの提供．血糖自己測定と食事記録の実演と練習． ※代理的経験：お互いをモデルとした患者同士での経験の共有． ※言語的説得：教育ナースによる糖尿病マネジメントのメリットの紹介と言葉による励まし． ※生理的・情動的状態：主に教育ナースによるコンサルテーションと患者同士のピアサポートによる支援． ●対照群：通常のケアを受けた（月1回の受診）．その際，医師による個別カウンセリング（5分以下）か，医師かナースによる糖尿病についてのクラス制の講話が行われた．
結果	●【糖尿病に関する自己効力感の尺度スコア】 介入終了後3カ月と6カ月で，介入群は対照群に比べ，以下に関する自己効力感のスコアが有意に高かった；食事・運動・血糖コントロール． ●【糖尿病のセルフマネジメント行動の尺度スコア】 介入終了後3カ月と6カ月で，介入群は対照群に比べ，合計スコアが有意に高かった（スコアが高いほど，セルフマネジメント行動を行っていることを示す．尺度に含まれる項目：直近7日間の，食事・身体活動・血糖自己測定・フットケア・経口糖尿病薬の内服アドヒアランス）． ●【身体測定値と血糖コントロール】 介入終了後3カ月と6カ月で，介入群は対照群に比べ，以下の項目の値が有意に少なかった（小さかった）；体重・BMI・腹囲・HbA1c．

研究 No.2	2 型糖尿病の女性に対する，社会的認知理論に基づく教育の，身体活動への効果を調べた研究[44]
対象者	介入群 41 人，対照群 41 人
介入期間	1 カ月
介入	●介入群：7 回のグループセッションを受けた（1 回約 60 分，理論編 4 回，実践編 3 回）．各回のテーマと内容は以下のとおり． ・【1 回目】健康的な生活習慣と身体活動，身体活動の行い方とそのメリット． ・【2 回目】身体活動をするうえでの障害を克服する方法，身体活動へのソーシャルサポートの受け方．身体活動を妨げる状況で運動する自己効力感を高める働きかけ． ・【3 回目】自己制御戦略の目的，身体活動と血糖値，体重測定のための自己モニタリングカードを使った行動の自己評価． ・【4 回目】身体活動計画の立案． ・【5～7 回目】身体活動の実践的トレーニング：参加者がロールモデルとなり，サポートし合う課題の他，家での宿題として，家族の協力を必要とする課題の提供． ●対照群：トレーニングセッションの概要の説明は受けたが，教育的なセッションは受けなかった．
結果	●【身体活動に関する社会的認知理論の構成要素の尺度スコア】 介入前に 2 群間に有意差はなかったが，介入終了後 10 週で，介入群は対照群に比べ，以下の項目の平均スコアが有意に高かった；自己制御・ソーシャルサポート・モデリング・身体活動を妨げる状況で運動する自己効力感． ●【1 週間の平均身体活動時間（分）】 介入前は，介入群と対照群で有意差はなかったが，介入終了後 10 週で，介入群で，対照群に比べて有意に長かった．

■文 献

1）Bandura A：Social foundation of thought and action：a social cognitive theory. Englewood Cliffs, NJ：Prentice-Hall, 1986.

2）A. バンデュラ（著），原野広太郎（監訳）：第 1 章 社会的学習理論の概観．In 社会的学習理論―人間理解と教育の基礎―．金子書房，pp.3-16, 1979.

3）Bandura A：Social foundation of thought and action：a social cognitive theory. Englewood Cliffs, NJ：Prentice-Hall, p.24, 1986.

4）A. バンデュラ（著），原野広太郎（監訳）：第 2 章 人間行動の形成．In 社会的学習理論―人間理解と教育の基礎―．金子書房，pp.17-63, 1979.

5）Bandura A：Theoretical perspectives. In A Bandura, Self-efficacy：the exercise of control. New York, NY：WH Freeman and Company, pp.1-35, 1997.

6）Bandura A：Sources of self-efficacy. In A Bandura, Self-efficacy：the exercise of control. New York, NY：WH Freeman and Company, pp.79-115, 1997.

7）A. バンデュラ（著），原野広太郎（監訳）：第 3 章 行動決定の先行要因．In 社会的学習理論―人間理解と教育の基礎—. 金子書房, pp.65-104, 1979.
8) A. バンデュラ（著), 原野広太郎（監訳): 第４章 行動決定の結果要因. In 社会的学習理論—人間理解と教育の基礎—. 金子書房, pp.105-174, 1979.
9) Bandura A : Self-regulatory mechanisms. In social foundation of thought and action : a social cognitive theory. Englewood Cliffs, NJ : Prentice-Hall, pp.335-389, 1986.
10) 安酸史子：糖尿病患者の食事自己管理に対する自己効力感尺度の開発に関する研究. 東京大学大学院医学系研究科博士論文, 1997.
11) 藤田君支, 松岡　緑, 西田真寿美：成人糖尿病患者の食事管理に影響する要因と自己効力感. 日本糖尿病教育・看護学会誌４（1）: 14-22, 2000.
12) Senécal C, Nouwen A, White D : Motivation and dietary self-care in adults with diabetes : are self-efficacy and autonomous self-regulation complementary or competing constructs? Health Psychology 19（5）: 452-457, 2000.
13) 住吉和子, 安酸史子, 山崎　絆, 古瀬敬子, 土方ふじこ, 小幡桂子, 中村絵美子, 菊地徹子, 渥美義仁, 松岡健平：糖尿病患者の食事の実行度と自己効力, 治療満足度の縦断的研究. 日本糖尿病教育・看護学会誌４（1）: 23-31, 2000.
14) Skelly AH, Marshall JR, Haughey BP, Davis PJ, Dunford RG : Self-efficacy and confidence in outcomes as determinants of self-care practices in inner-city, African-American women with non-insulin-dependent diabetes. The Diabetes Educator 21（1）: 38-46, 1995.
15) 木下幸代：糖尿病をもつ壮年期の人々の自己管理行動を促進するための教育的アプローチに関する研究. 聖路加看護大学大学院看護学研究科博士論文, 聖路加看護大学大学院, 1996.
16) 服部真理子, 吉田　亨, 村嶋幸代, 伴野祥一, 河津捷二：糖尿病患者の自己管理行動に関連する要因について：自己効力感, 家族サポートに焦点を当てて. 日本糖尿病教育・看護学会誌３（2）: 101-109, 1999.
17) Kingery PM, Glasgow RE : Self-efficacy and outcome expectations in the self-regulation of non-insulin dependent diabetes mellitus. Health Education 20（7）: 13-19, 1989.
18) Uzoma CU, Feldman RHL : Psychosocial factors influencing inner city black diabetic patients' adherence with insulin. Health Education 20（5）: 29-32, 1989.
19) Plotnikoff RC, Brez S, Hotz SB : Exercise behavior in a community sample with diabetes : understanding the determinants of exercise behavioral change. The Diabetes Educator 26（3）: 450-459, 2000.
20) Kavanagh DJ, Gooley S, Wilson PH : Prediction of adherence and control in diabetes. Journal of Behavioral Medicine 16（5）: 509-522, 1993.
21) Hurley CC, Shea CA : Self-efficacy : strategy for enhancing diabetes self-care. The Diabetes Educator 18（2）: 146-150, 1992.
22) Leon GR, Rosenthal BS : Prognostic indicators of success or relapse in weight reduction. International Journal of Eating Disorders 3（4）: 15-24, 1984.
23) Jeffery RW, Bjornson-Benson WM, Rosenthal BS, Lindquist RA, Kurth CL, Johnson SL : Correlates of weight loss and its maintenance over two years of follow-up among middle-aged men. Preventive Medicine 13（2）: 155-168, 1984.
24) Hovell MF, Sallis JF, Hofstetter CR, Spry VM, Faucher P, Caspersen CJ : Identifying correlates of walking for exercise : an epidemiologic prerequisite for physical activity pro-

motion. Preventive Medicine 18 (6) : 856-866, 1989.
25) Sallis JF, Hovell MF, Hofstetter CR, Faucher P, Elder JP, Blanchard J, Caspersen CJ, Powell KE, Christenson GM : A multivariate study of determinants of vigorous exercise in a community sample. Preventive Medicine 18 (1) : 20-34, 1989.
26) Rabinowitz S, Melamed S, Weisberg E, Tal D, Ribak J : Personal determinants of leisure-time exercise activities. Perceptual and Motor Skills 75 (3 Pt 1) : 779-784, 1992.
27) Muto T, Saito T, Sakurai H : Factors associated with male workers' participation in regular physical activity. Industrial Health 34 (4) : 307-321, 1996.
28) Conn VS : Older women : social cognitive theory correlates of health behavior. Women & Health 20 (3) : 71-85, 1997.
29) Sorensen M : Maintenance of exercise behavior for individuals at risk for cardiovascular disease. Perceptual and Motor Skills 85 (3 Pt 1) : 867-880, 1997.
30) Conn VS : Older adults and exercise : path analysis of self-efficacy related constructs. Nursing Research 47 (3) : 180-189, 1998.
31) Rodgers WM, Gauvin L : Heterogeneity of incentives for physical activity and self-efficacy in highly active and moderately active women exercisers. Journal of Applied Social Psychology 28 (11) : 1016-1029, 1998.
32) Clark DO : Physical activity and its correlates among urban primary care patients aged 55 years or older. Journal of Gerontology : Social Sciences 54B (1) : S41-S48, 1999.
33) Sternfeld B, Ainsworth BE, Quesenberry CP : Physical activity patterns in a diverse population of women. Preventive Medicine 28 (3) : 313-323, 1999.
34) Laffrey SC : Physical activity among older Mexican American women. Research in Nursing & Health 23 (5) : 383-392, 2000.
35) Steptoe A, Rink E, Kerry S : Psychosocial predictors of changes in physical activity in overweight sedentary adults following counseling in primary care. Preventive Medicine 31 (2 Pt 1) : 183-194, 2000.
36) Resnick B : Testing a model of exercise behavior in older adults. Research in Nursing & Health 24 (2) : 83-92, 2001.
37) Sallis JF, Haskell WL, Fortmann SP, Vranizan KM, Taylor CB, Solomon DS : Predictors of adoption and maintenance of physical activity in a community sample. Preventive Medicine 15 (4) : 331-341, 1986.
38) Garcia AW, King AC : Predicting long-term adherence to aerobic exercise : a comparison of two models. Journal of Sport & Exercise Psychology 13 (4) : 394-410, 1991.
39) Kelly RB, Zyzanski SJ, Alemagno SA : Prediction of motivation and behavior change following health promotion : role of health beliefs, social support, and self-efficacy. Social Science & Medicine 32 (3) : 311-320, 1991.
40) Sallis JF, Hovell MF, Hofstetter CR, Barrington E : Explanation of vigorous physical activity during two years using social learning variables. Social Science & Medicine 34 (1) : 25-32, 1992.
41) McAuley E : Self-efficacy and the maintenance of exercise participation in older adults. Journal of Behavioral Medicine 16 (1) : 103-113, 1993.
42) Sears SR, Stanton AL : Expectancy-value constructs and expectancy violation as predictors of exercise adherence in previously sedentary women. Health Psychology 20

(5) : 326-333, 2001.

43) Jiang XJ, Jiang H, Lu YH, Liu SL, Wang JP, Tang RS, Li MZ : The effectiveness of a self-efficacy-focused structured education programme on adults with type 2 diabetes : a multicenter randomized controlled trial. Journal of Clinical Nursing (17-18) : 3299-3309, 2019.

44) Mahdizadeh M, Peymam N, Taghipour A, Esmaily H, Mahdizadeh SM : Effect of health education program on promoting physical activity among diabetic woman in Mashhad, Iran : applying social cognitive theory. Journal of Research in Health Sciences 13 (1) : 90-97, 2013.

Column 「自信尺度」の使い方

「自信尺度」とは，ミラーとロルニックが開発した「動機づけ面接」で用いられる方法で，ある行動をうまくできる「自信」がどれぐらいあるかを調べるものです．

「自信尺度」を使って，人のある行動への「自信」を高める方法は，次のようにまとめられます．

① ある行動をうまくできる「自信」がどれぐらいあるか，10点満点で答えてもらう．
② その人が答えた「自信」の点数について，なぜ，それよりも低い点数ではないのかを尋ねる．

①と②の作業を図示すると，次のようになります．

「仮に～すると決めた場合，うまくできるという自信はどれぐらいありますか？　○○さんの自信は10点満点でいうと何点でしょうか？」

▼

○○さんが“5点”と答えた場合

▼

「それでは，今5点と答えて，例えば，0点ではないのはどうしてでしょうか？」

【この方法で自信が高まる理由】

上図のように，「それでは，今5点と答えて，例えば，0点ではないのはどうしてでしょうか？」と尋ねると，その人は，0点よりは「自信」がある理由を述べることになります．

「自信」がある理由を口にすることで，自分の言葉によって「自信」が強められることが期待できるからです．

なお，「0点」という数字にこだわる必要はありません．ここで重要なのは，その人が答えた点数より低い点数で尋ねるということです．「それでは，今5点と答えて，例えば，2点ではないのはどうしてでしょうか？」と尋ねてもいいのです．

■文 献

・William R. Miller, Stephen Rollnick（著），原井宏明，岡嶋美代，山田英治，黒澤麻美（訳）：動機づけ面接（第3版）．星和書店，2019.

Column 人は他人の行動に影響されやすい

ナッジ理論の提唱者であるセイラーらは,「人は, 他人がしていることをするようになる可能性が高い」と述べています（これを「同調性」といいます).

その理由として, 次の 2 つが挙げられます.

①「情報」
②「仲間からの圧力」

それぞれについて, 説明します.

①「情報」

多くの人が, ある行動をしている場合, それが, 自分がどう行動するのがよいのかという「情報」を与えることになる.

②「仲間からの圧力」

自分が, ある集団に属している場合, 集団の他の人が自分のことをどう思っているかが気になると, 自分の行動を集団に合わせるようになる.

これは, 自分が属する集団から非難されたくないという欲求から生じると考えられます.「仲間からの圧力」は,「ピア・プレッシャー」とも呼ばれます.

この「同調性」は, 現場の働きかけに次のように応用することができます.

対象者に健康行動を勧める場合, その行動を行っている人が, どれぐらい多くいるのかを伝えるようにする.

■文 献

・リチャード・セイラー, キャス・サンスティーン（著), 遠藤真美（訳）: 実践行動経済学―健康, 富, 幸福への聡明な選択. 日経 BP 社, 2009.

第3章 変化のステージモデル

考え方

変化のステージモデルは，プロチャスカとディクレメンテによって考え出されたモデルです[1]．

変化のステージモデルのポイントとして，次の2つが挙げられます．

1　人の行動が変わる場合は，5つのステージを通る[2]
2　人に行動変容を促す場合は，ステージに合った働きかけをする

それぞれについて，説明します．

1　人の行動が変わる場合は，5つのステージを通る

5つのステージは，次のように表されます．

「無関心期」→「関心期」→「準備期」→「行動期」→「維持期」

それぞれのステージは，次のように定義されています．

「**無関心期**」: 6カ月以内に行動を変えようと思っていない
「**関心期**」: 6カ月以内に行動を変えようと思っている
「**準備期**」: 1カ月以内に行動を変えようと思っている
「**行動期**」: 行動を変えて6カ月未満である
「**維持期**」: 行動を変えて6カ月以上である

対象者が今どのステージにいるかは，対象者に質問をすることで分かります．

例として，運動に関するステージ分類の質問法を示します．

以下の質問文に対する答えを5つの選択肢から選んでもらうことで，対象者のステージが分かります．

「ここでいう運動とは，速歩，ジョギング，水泳，エアロビクス，自転車こぎなどの活動をいいます．あなたは1日20分以上，週3日以上運動を行っていますか」

1）いいえ，6カ月以内に始めようとは考えていません．→ **無関心期**
2）いいえ，しかし6カ月以内に始めようと考えています．→ **関心期**
3）いいえ，しかし1カ月以内に始めようと考えています．→ **準備期**
4）はい，6カ月未満続けています．→ **行動期**
5）はい，6カ月以上続けています．→ **維持期**

（文献3を一部改変）

2 人に行動変容を促す場合は，ステージに合った働きかけをする

変化のステージモデルでは，行動変容を促す働きかけとして，10個の方法を示しています．これらは，大きく，「考えに関するもの」と「行動に関するもの」の2つに分けられます[4~6]．

考えに関するもの

1）**意識の高揚**：自分の生活習慣に問題があることと，その問題を解決するうえで役立つものがあることへの意識を高めること
2）**感情的経験**：不健康な行動に対するネガティブな感情を高めること（例えば，病気になることへの不安や心配など）．または，健康行動に対するポジティブな感情を高めること（例えば，病気にならないことへの安心感など）
3）**環境の再評価**：不健康な行動を続けることや，健康行動を行うことが，周りの環境に与える影響を再評価してもらうこと
4）**自己の再評価**：不健康な行動を続けている自分と，健康行動を行っていると仮定した場合の自分のイメージを考えてもらうこと
5）**社会的解放**：健康行動を行いやすい方向に社会的環境が変化していることを知ってもらうこと

行動に関するもの

1）**コミットメント（自己の解放）**：行動変容することを決意してそれを表明したり，行動変容する能力を信じてもらうこと
2）**行動置換**：不健康な行動を健康的な行動で置き換えてもらうこと
3）**援助関係の利用**：健康行動へのソーシャルサポート（社会的支援）を求めて活用して

もらうこと

4）**強化マネジメント**：行動変容した自分に褒美を与えたり，他人から褒美をもらうようにしてもらうこと

5）**刺激の統制**：不健康な行動のきっかけになる刺激を避けたり，健康行動をとるきっかけになる刺激を増やしてもらうこと

ここまで，変化のステージモデルで勧めている，行動変容を促す10個の働きかけについて説明をしてきました．

ところで，変化のステージモデルのポイントは，「人に行動変容を促す場合は，ステージに合った働きかけをする」ということでした．ステージに合った働きかけというのは，例えば，無関心期の人には，無関心期に合った働きかけをし，関心期の人には，関心期に合った働きかけをするということです．

それぞれのステージに合わせた具体的な働きかけの方法については，次のような図にまとめられています．

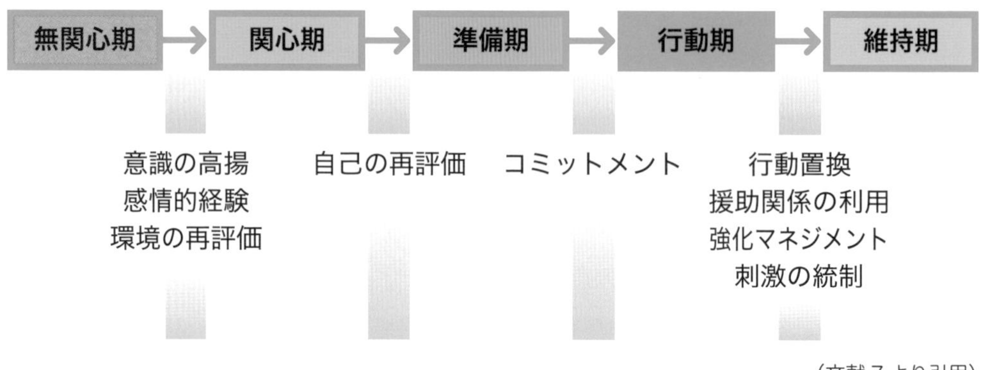

（文献７より引用）

この図の見方について説明します．

この図は，各ステージにいる人に対して，次のように働きかけることを勧めています．

【無関心期】：関心期に進むことを目標に，主に「意識の高揚」，「感情的経験」，「環境の再評価」の働きかけを行う．

【関心期】：準備期に進むことを目標に，主に「自己の再評価」の働きかけを行う．

【準備期】：行動期に進むことを目標に，主に「コミットメント」の働きかけを行う．

【行動期】：維持期に進むことを目標に，主に「行動置換」，「援助関係の利用」，「強化マネジメント」，「刺激の統制」の働きかけを行う．

【維持期】：維持期に留まることを目標に，主に「行動置換」，「援助関係の利用」，「強化マネジメント」，「刺激の統制」の働きかけを行う．

おおまかに言うと，行動に移る前のステージの人には，主に「考えに関する働きかけ」を行い，行動に移った後のステージの人には，主に「行動に関する働きかけ」を行うとい

うことです．

なお，「社会的解放」については，ステージとの関連が明確ではないという理由で，図には示されていません．

また，行動期と維持期の人に対する働きかけは，「逆戻り」を予防するという意味があります．

「逆戻り」とは，いったん行動を変えた後に，元の不健康な生活習慣に戻ってしまうことをいいます．変化のステージでいうと，いったん「行動期」や「維持期」に入ったのに，また，それより前のステージ（「準備期」以前）に戻ってしまうことです．行動変容に関しては，「逆戻り」は珍しくないと言われています（例えば，いったん禁煙をしたのに，また元の喫煙習慣に戻ってしまうような場合）．

現場への応用

それでは，変化のステージモデルは現場にどのように応用できるのでしょうか．

運動にあまり関心のないCさんに登場願いましょう．Cさんは36歳の公務員です．

Cさんの独り言を聞いてください．

「なんか，運動をした方がいいってよく聞くけど，どれぐらいからだにいいのかしら．それに，どんな運動をどれぐらいしなくてはいけないのかも分からないし，毎日1時間ぐらいはやらなきゃだめなのかしら．まあ，今のところは，さしあたって運動を始めようとは思わないわ」

このCさんの独り言を，変化のステージモデルの面から考えてみましょう．

Cさんは，6カ月以内に運動を始めようとは思っていないようなので，「無関心期」にいると考えられます．

それでは，Cさんに現在の「無関心期」から，6カ月以内に運動を始めようと思う「関心期」に進んでもらうには，どのように働きかけるとよいのでしょうか．

それには，前ページで示した「無関心期」の人に対する3つの働きかけを行うようにします．

1）意識の高揚：運動不足がなぜ問題なのかについて，説明する．

2）感情的経験：運動不足が原因でどういう病気になりやすいか，また，それらの病気になった場合に，どんな重大な結果を招く可能性があるかを説明する．そうすることで，運動不足に対してネガティブな感情（不安や心配）を抱いてもらう．一方，運動をすることでそれらの不安や心配を抱かなくて済むことを説明し，運動に対してポジティブな感情（安心感）を抱いてもらう．

3）環境の再評価：自分が運動をしないことによって，家族も運動に対して消極的になる可能性や，逆に，自分が運動をすることで，家族に対してよいモデルとなることができ，家族の健康にも影響を与える可能性を考えてもらう．

以下に，変化のステージモデルに基づいた働きかけの方法について，運動を勧める場合を例にして，示しておきます．

その人が，運動に関してどのステージにいるかを調べたうえで，各ステージに合わせて次のように働きかけるようにします．

【無関心期】：関心期に進むことを目標に，主に次の３つの働きかけを行う．

「意識の高揚」：運動不足がなぜ問題なのかを説明する．

「感情的経験」：運動不足が原因でどういう病気になりやすいか，また，それらの病気になった場合に，どんな重大な結果を招く可能性があるかを説明する．
そうすることで，運動不足に対してネガティブな感情（不安や心配）を抱いてもらう．一方，運動をすることでそれらの不安や心配を抱かなくて済むことを説明し，運動に対してポジティブな感情（安心感）を抱いてもらう．

「環境の再評価」：自分の運動不足が原因で，家族などの周りの人にどのようなマイナスの影響を与えるか，また，自分が運動をすることによって，周りの人にどのようなプラスの影響を与えるかを考えてもらう．

【関心期】：準備期に進むことを目標に，主に次の働きかけを行う．

「自己の再評価」：運動不足が原因で，将来的に病気になっている自分を想像したり，逆に，運動を行うことによって将来的に健康でいる自分を想像してもらう．

【準備期】：行動期に進むことを目標に，主に次の働きかけを行う．

「コミットメント」：運動することを決意してもらい，周りの人に宣言してもらう．

【行動期】：維持期に進むことを目標に，主に次の４つの働きかけを行う．

「行動置換」：エスカレーターやエレベーターを使う代わりに，なるべく階段を利用するようにしてもらう．

「援助関係の利用」：運動をするうえで，周りの人からサポートを受けるようにしてもらう．

「強化マネジメント」：例えば，１カ月間運動を続けられたら，自分に褒美をあげるようにしてもらう．

「**刺激の統制**」: 例えば，トレーニングウェアをすぐ目につく場所に置いてもらう．

【維持期】：行動期への働きかけと同じ働きかけを行う．

変化のステージモデルについて，以下に，追加の説明をします．

※用語について：

変化のステージモデルは，英語では「トランスセオレティカル・モデル」といい，日本語では「行動変容ステージモデル」ともいいます．

変化のステージモデルの各ステージについては，次のように呼ばれることがあります．無関心期（前熟考期），関心期（熟考期），行動期（実行期），維持期（継続期）

※構成要素について：

変化のステージモデル（トランスセオレティカル・モデル）では，モデルの構成要素として，次の4つが挙げられています[8)]．

① **変化のステージ**：「無関心期」から「維持期」までの5つのステージ

② **変化のプロセス**：変化のステージを先に進めるための方法（本章では，「考えに関するもの」と「行動に関するもの」を10個示しました）

③ **意思決定のバランス**：行動変容によって得られるメリットと，行動変容に伴うデメリット（コスト）のバランス

行動変容に関する意思決定のバランスについては，一般に，次のように言われています[9)]．

・無関心期の人は，行動変容によって得られるメリットよりも，行動変容に伴うデメリット（コスト）の方が大きいと感じている．

・行動期の人は，行動変容に伴うデメリット（コスト）よりも，行動変容によって得られるメリットの方が大きいと感じている．

また，プロチャスカらは，無関心期から関心期に進むには，行動変容のメリットに対する認識を強めることが必要で，関心期から準備期に進むには，行動変容のデメリットに対する認識を弱めることが必要であると述べています[10)]．

④ **自己効力感**：第2章で詳しく説明しました．

研究結果

以下に，ランダム化比較試験によって，変化のステージモデルに基づいた働きかけの，行動変容に対する有効性が証明された研究を紹介します．

研究 No.1	高血圧患者に対する，トランスセオレティカル・モデルに基づいた介入の，食行動への効果を調べた研究[11)]
対象者	介入群 1：176 人，介入群 2：180 人，対照群 177 人
介入期間	6 カ月
介入	●介入群 1：月 1 回の電話カウンセリングを 6 回受けた．カウンセリングは，トランスセオレティカル・モデルに基づき，高血圧に効果的な食事をとることの参加者の「変化のステージ」に合わせて行われた．各セッションの初めに参加者の「変化のステージ」が評価され，ステージに合わせて，以下のような「変化のプロセス」を用いて働きかけられた． ①無関心期と関心期：意識の高揚，感情的経験，環境の再評価，自己の再評価 ②準備期：自己の解放 ③行動期：行動置換，強化マネジメント，刺激の統制 ④維持期：行動期と同じ「変化のプロセス」が使われたが，逆戻り予防に焦点が当てられた． ※意思決定のバランス：行動変容のメリットとデメリットの認識が評価され，メリットはさらに深堀りされ，デメリットについては，問題の解決法を見つけるサポートが与えられた． ※自己効力感：さまざまな状況において健康的に食べることに関する自信が評価され，自信がないと答えた項目については，参加者と一緒に問題解決をし，必要であれば，問題解決のための提案リストが提供された． ●介入群 2：介入群 1 と同様に，月 1 回の電話カウンセリングを 6 回受けたが，参加者の「変化のステージ」に合わせず，高血圧管理のための食事や運動，薬などの一般的な情報が提供された． ●対照群：何の介入も受けなかった．
結果	●【変化のステージの変化】 介入終了直後で，高血圧に効果的とされる食事をとることについて，介入群 1 では対照群に比べ，行動期と維持期にいる人の割合が有意に多かったが，介入群 2 と対照群の間に有意差はなかった． ●【食事スコアの変化】 （スコアが高いほど，血圧を下げる食事をしていることを意味する）：介入前後で介入群 1 では増加し，対照群では低下し，両群の変化量に有意差があった．介入群 2 と対照群の両群で低下し，両群の間に有意差はなかった．

■文 献

1) Prochaska JO, DiClemente CC : Stages and processes of self-change of smoking : toward an integrative model of change. Journal of Consulting and Clinical Psychology 51 (3) : 390-395, 1983.

2) Prochaska JO, Velicer WF : The transtheoretical model of health behavior change. Amerian Journal of Health Promotion 12 (1) : 38-48, 1997.

3) Reed GR, Velicer WF, Prochaska JO, Rossi JS, Marcus BH : What makes a good staging

algorithm : examples from regular exercise. American Journal of Health Promotion 12 (1) : 57-66, 1997.

4) Prochaska JO, Norcross JC, Fowler JL, Follick MJ, Abrams DB : Attendance and outcome in a work site weight control program : processes and stages of change as process and predictor variables. Addictive Behaviors 17 (1) : 35-45, 1992.

5) Greene GW, Rossi SR, Rossi JS, Velicer WF, Fava JL, Prochaska JO : Dietary applications of the stages of change model. Journal of The American Dietetic Association 99 (6) : 673-678, 1999.

6) Marcus BH, Rossi JS, Selby VC, Niaura RS, Abrams DB : The stages and processes of exercise adoption and maintenance in a worksite sample. Health Psychology 11 (6) : 386-395, 1992.

7) Rossi SR, Rossi JS, Rossi-DelPrete LM, Prochaska JO, Banspach SW, Carleton RA : A processes of change model for weight control for participants in community-based weight loss programs. The International Journal of the Addictions 29 (2) : 161-177, 1994.

8) Prochaska JO, Redding CA, Evers KE : 第7章 トランスセオレティカルモデル. In カレン・グランツ, バーバラ・K・ライマー, K・ビィスワナス（編）, 木原雅子, 加治正行, 木原正博（訳）: 健康行動学―その理論, 研究, 実践の最新動向―. メディカル・サイエンス・インターナショナル, pp.116-139, 2018.

9) ジェイムス・プロチャスカ, ジョン・ノークロス, カルロ・ディクレメンテ（著）, 中村正和（監訳）: 第6章 準備期―準備を始める. In チェンジング・フォー・グッド―ステージ変容理論で上手に行動を変える. 法研, pp.174-206, 2005.

10) Prochaska JO, Prochaska JM : Chapter 4 : The principles of progress, part Ⅰ. In Changing to thrive : using the stages of change to overcome the top threats to our health and happiness. Center City, MN : Hazelden Publishing, pp.33-63, 2016.

11) Rodriguez MA, Friedberg JP, DiGiovanni A, Wang B, Wylie-Rosett J, Hyoung S, Natarajan S : A tailored behavioral intervention to promote adherence to the DASH diet. American Journal of Health Behavior 43 (4) : 659-670, 2019.

Column 各ステージの人の特徴

変化のステージモデルの 5 つのステージにいる人は，それぞれ，次のような特徴を持つと言われています．

●無関心期：

・自分の生活習慣に問題があるとは思っていない．
・行動を変えることに抵抗する．
・適当な理由をつけて自分の行動を正当化する．
・情報不足：自分の不健康な生活習慣に関する情報に触れたり，集めようとしたりしないため．
・諦め：過去に何度か行動を変えようとしたが，失敗したため．
・行動を変えることのメリットよりもデメリットの方が大きいと思っている．

●関心期：

・自分の生活習慣に問題があると思っている．
・行動を変えることを真剣に考え始めている．
・行動を変えたい気持ちと，変えたくない気持ちが両方存在する．
・このステージに長く留まりやすい（年単位で）．
・自分の問題についていろいろ話したり，関連情報を積極的に集める．
・行動を変えることのメリットとデメリットを同じぐらいの大きさだと思っている．

●準備期：

・行動を少しずつ変え始めている．
（例：禁煙について，タバコの本数を減らし始めている）
・行動を変えることのメリットの方が，デメリットよりも大きいと思っている．

●行動期：

・最初の 1～2 カ月が最も「逆戻り」しやすい．

●維持期：

・維持期に入っても，行動変容の途中である．
（6 カ月間行動を変えればよいのではなく，健康行動は一生続ける必要があるため）
・行動期よりは「逆戻り」しにくい．

■文 献

・ジェイムス・オー・プロチャスカ，ジョン・シー・ノークロス，カルロ・シー・ディクレメンテ（著），中村正和（監訳）：チェンジング・フォー・グッド―ステージ変容理論で上手に行動を変える．法研，2005．
・Prochaska JO, Prochaska JM：Changing to thrive：using the stages of change to overcome the top threats to our health and happiness. Hazelden Publishing, 2016.

Column 人のステージを調べる場合の注意点

変化のステージモデルに基づいて人のステージを調べる場合は，次の 2 点に注意する必要があります．

(1) 行動を特定する
(2) 行動の具体的な基準を示す

(1) 行動を特定する

どんな行動について調べるのか，はっきりさせるということです．

(例：禁煙について調べるのか，運動について調べるのか)

行動を特定しないでステージ分類をしようとすると，次のような問題が生じるためです．

例）単に，「あなたは，生活習慣を変えるつもりはありますか？」と尋ねる場合：

① 同じ人でも，行動によってステージが違う場合がある．

(例：禁煙については無関心期にいて，運動については準備期にいる場合)

② ステージが違えば，働きかけの方法を変える必要がある．

(例：①の例では，禁煙については無関心期に合った働きかけを，運動については準備期に合った働きかけをする必要がある)

(2) 行動の具体的な基準を示す

具体的な基準を示さないでステージ分類をしようとすると，次のような問題が生じるためです．

例）単に，「あなたは，定期的に運動をしていますか？」と尋ねる場合：

この場合，1 回 10 分，週 1 回だけ運動をしている人でも，運動をしていることになります．しかし，その程度の運動では，健康増進につながるとは言えません．

厚生労働省では，健康増進のために最低「1 回 30 分以上，週 2 日以上」の運動を勧めています．それは，研究によって，それぐらい運動をすれば健康増進につながることが分かっているからです．

健康行動について人のステージを調べる場合は，健康増進につながるという科学的根拠がある，具体的な基準を示すというのが基本です．

■文 献

・厚生労働省：健康づくりのための身体活動基準 2013.
https://www.mhlw.go.jp/stf/houdou/2r9852000002xple.html

Column 変化のステージの進行に関する注意点

変化のステージモデルに基づいて働きかけをする場合，対象者のステージの進行に関して，次の 2 点を注意する必要があります．

① 1 つ先のステージに進むことを目標にする
② ステージを進む速さは人によって違う

① 1 つ先のステージに進むことを目標にする

例えば，無関心期の人には関心期に，関心期の人には準備期に進んでもらうことを目標にするということです．

無関心期の人に働きかける場合，なぜ 1 つ先の関心期ではなく，いきなり 3 つ先の行動期に進んでもらうことを目標にしないのでしょうか？

その理由は，無関心期の人が，関心期や準備期を通らずにいきなり行動を変えた場合，その行動を長く続けられる可能性が低くなると言われているからです．

このことに関し，プロチャスカは次のようなデータを示しています．

【1 年半後も禁煙を続けられていた割合】（下記文献より引用）

・無関心期からいきなり行動期に進んだ人：6%
・関心期から行動期に進んだ人：15%
・準備期から行動期に進んだ人：24%

② ステージを進む速さは人によって違う

ある行動について無関心期にいた人が，働きかけによって，「無関心期 → 関心期 → 準備期 → 行動期」と進んだとします．

しかし，行動期まで進む速さは，人によって違うと考えられます．

例えば，行動期まで速く進む人もいますが，中には，無関心期や関心期に長く留まり，ゆっくりステージを進む人もいます．

行動変容を促す働きかけをする場合は，このことを念頭に置く必要があります．なぜなら，その人のペースに合わせずに，速く行動期に進んでもらおうとしてスタッフが急ぎ過ぎてしまうと，対象者からの抵抗に遭ったり，いったん行動期に入っても「逆戻り」しやすくなったりすると考えられるからです．

■文 献

・ジェイムス・オー・プロチャスカ，ジョン・シー・ノークロス，カルロ・シー・ディクレメンテ（著），中村正和（監訳）：チェンジング・フォー・グッド―ステージ変容理論で上手に行動を変える．法研，2005．

Column 「逆戻り」をした人への働きかけ

「逆戻り」をした人への働きかけは，次のようにすることをお勧めします．

(1)「逆戻り」は珍しくないことを伝える
(2)「逆戻り」した後のステージに合った働きかけをする
(3)「逆戻り」の経験を活かす

(1)「逆戻り」は珍しくないことを伝える

人が行動を変えて，その行動を何年も続けられるようになるには，変化のステージを進んだり戻ったりを繰り返すことも少なくないことを伝えます．

「逆戻り」をした人の中には，罪悪感を抱いたり，自分を非難して，行動を変えることをすっかり諦めたりしてしまう人がいるからです．

(2)「逆戻り」した後のステージに合った働きかけをする

「逆戻り」をした後にどのステージに戻ったのかを調べ，そのステージに合った働きかけをします（「逆戻り」後は，無関心期と関心期，準備期のいずれかに戻ることになります）．

(3)「逆戻り」の経験を活かす

今回の「逆戻り」の経験から，「逆戻り」してしまった原因や，「逆戻り予防」の対策がうまくいかなかった理由について考えてもらい，それを今後に活かしてもらうようにします．

Column 「一時的なつまずき」

「一時的なつまずき」とは，いったん行動を変えた後に，一時的に元の不健康な行動を行ってしまうことです．

「一時的なつまずき」と「逆戻り」は似ていますが，両者には次のような違いがあります．

※「一時的なつまずき」：一時的に元の不健康な行動をしてしまうこと
※「逆戻り」：元の不健康な習慣に戻ってしまうこと

例）
「一時的なつまずき」：禁煙していたのに，タバコを１本吸ってしまった場合
「逆戻り」：禁煙していたのに，１日１箱吸うような元の習慣に戻ってしまった場合

「逆戻り」を予防するには，「一時的なつまずき」から本格的な「逆戻り」に進まないようにすることが大切です．

「一時的なつまずき」はあくまでも一時的なもので，失敗でもなく，必ず「逆戻り」につながるというものでもありません．

しかし，多くの人は，一度つまずくとすぐ諦めてしまい，そのまま本格的な「逆戻り」に進んでしまいがちです．それは，「一時的なつまずき」を完全な失敗ととらえて，罪悪感を抱いたり，自分を非難したりしてしまうからです．

ですから，行動変容に対して準備期の人には，あらかじめ次のことを伝えておくようにします．

① 行動を変えた後で，仮に「一時的なつまずき」をしても，それは完全な失敗ではなく，罪悪感を抱いたり，自分を非難したりする必要はないこと．
②「一時的なつまずき」を一時的なもので終わらせるか，本格的な「逆戻り」に進ませてしまうかは，自分次第であること．
③「一時的なつまずき」を，健康行動を続ける努力をさらに強くしなくてはいけないサインとしてとらえること．

■文 献

・ジェイムス・オー・プロチャスカ，ジョン・シー・ノークロス，カルロ・シー・ディクレメンテ（著），中村正和（監訳）：チェンジング・フォー・グッド―ステージ変容理論で上手に行動を変える．法研，2005．

Column 行動計画を立てる場合のポイント

行動変容に関して，対象者が準備期に入ったら，行動計画を立てる必要があります．行動計画を立てる場合のポイントとして，次の３つが挙げられます．

(1) 対象者自身が決める
(2) できるだけ具体的に決める
(3) 実行可能なものにする

(1) 対象者自身が決める

他人が決めた計画では，本当の「やる気」にはつながりにくいものです．

医療・保健スタッフから専門知識に基づいた助言をしても，最終的には，対象者自身に決めてもらうようにします．

(2) できるだけ具体的に決める

「いつ」，「どこで」，「何を」，「どれぐらい」行うか，数字も用いてできるだけ具体的に決めるようにします．

例）運動について：「月，水，金の早朝，家の周りを 30 分間ウォーキングする」

※具体的でない例：「なるべく身体を動かすようにする」

このような計画では，計画通りにできたかどうか客観的に評価できません．また，どれぐらいの効果が期待できるかも予測できません．

(3) 実行可能なものにする

実行が難しい計画だと，頑張ったけれど計画通りにできなかったという失敗経験をすることになります．「第２章 社会的認知理論」の「自己効力感」の項目で，「成功経験」は「自信」につながると述べましたが，「失敗経験」は「自信」を持ちにくくし，その行動への「やる気」を失わせてしまいがちです．

第4章 計画的行動理論

考え方

計画的行動理論は，フィッシュバインとアイゼンの合理的行動理論[1)]を，アイゼンがさらに発展させたものです[2)].

計画的行動理論では，人が，ある行動をとるようになるためには，「近い将来（例えば1カ月以内）に，その行動をしよう」と思う必要があると考えます．当たり前のようですが，「近い将来に，その行動をしよう」と思わなければ，行動は起こらないということです．この，行動をしようと思う「やる気」と行動の関係を表すと，次のようになります．

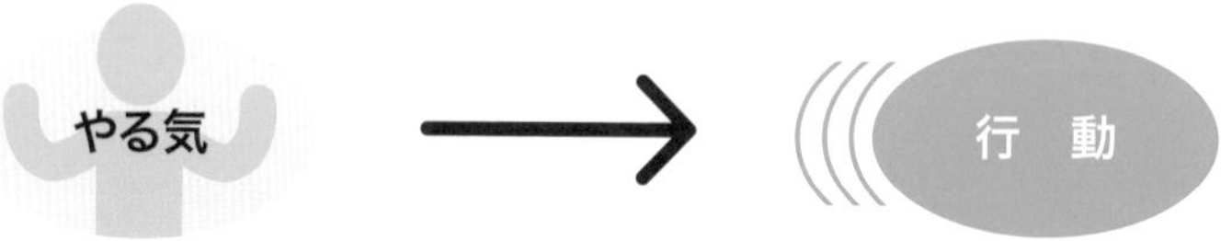

では，この「やる気」はどうしたら生まれるのでしょうか．計画的行動理論では，この「やる気」に影響する要素として次の3つを挙げています[3)].

1. **その行動をどれぐらいよいことだと思うか**
2. **周りからの期待にどれぐらい従おうと思うか**
3. **その行動をどれぐらいうまくできると思うか**

これらは，下の図のように表されます．

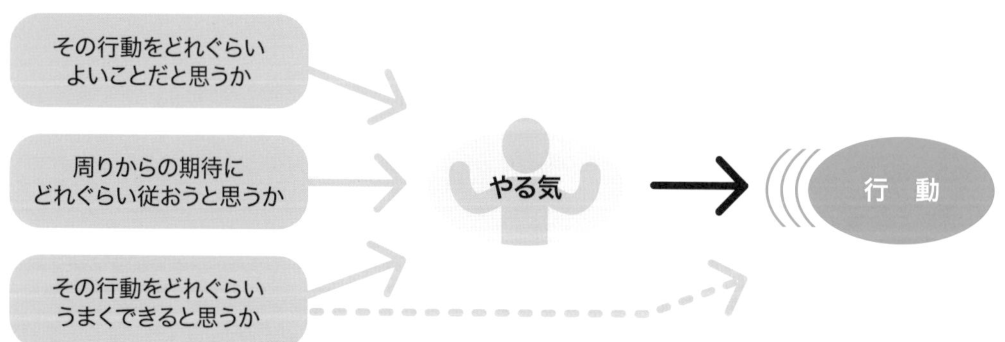

この3つについて，行動をしようとする「やる気」が生まれる場合を考えてみましょう．それには以下のことが必要になります．

1）その行動をよいことだと思うこと
2）周りからの期待に従おうと思うこと
3）その行動をうまくできると思うこと

それぞれについて，説明します．

1）その行動をよいことだと思うこと：

このように思うためには，次の2つの条件が必要です．

条件1）その行動をすることが，ある結果を招くと思うこと

条件2）その結果に対して，本人が価値を置くこと

どちらか一方だけでは，その行動をよいことだと思うようにはなりません．このことをもう少し詳しく見てみましょう．

ⅰ）条件1は満たすが，条件2は満たさない場合：その行動をすることが，ある結果を招くと思っていても，その結果に本人が価値を置いていない場合です．例えば，運動をすれば体脂肪が減ると思っていても，本人には肥満がなく，体脂肪を減らすことに価値を置いていない場合です．

ⅱ）条件2は満たすが，条件1は満たさない場合：本人があること（や状態）に価値を置いていても，その行動をしても，そのこと（や状態）にはならないと思っている場合です．例えば，肥満者が減量することに価値を置いていても，栄養指導を受けることは，減量につながらないと思っている場合です．

2）周りからの期待に従おうと思うこと：

このように思うためには，次の2つの条件が必要です．

条件1）自分にとって重要な人（家族や友人，同僚，医療・保健スタッフなど）が，自分がその行動をするべきだと考えていると思うこと

条件2）その人々の気持ちに従おうと思うこと

3）その行動をうまくできると思うこと：

このように思うためには，次の2つの条件が必要です．

条件1）その行動に必要な技術や資源を持っていると思うこと

条件2）その技術や資源の力が強いと思うこと

ちなみに，計画的行動理論は，合理的行動理論にこの要素が加わったものです．

以上のことを図に表すと，次のようになります．

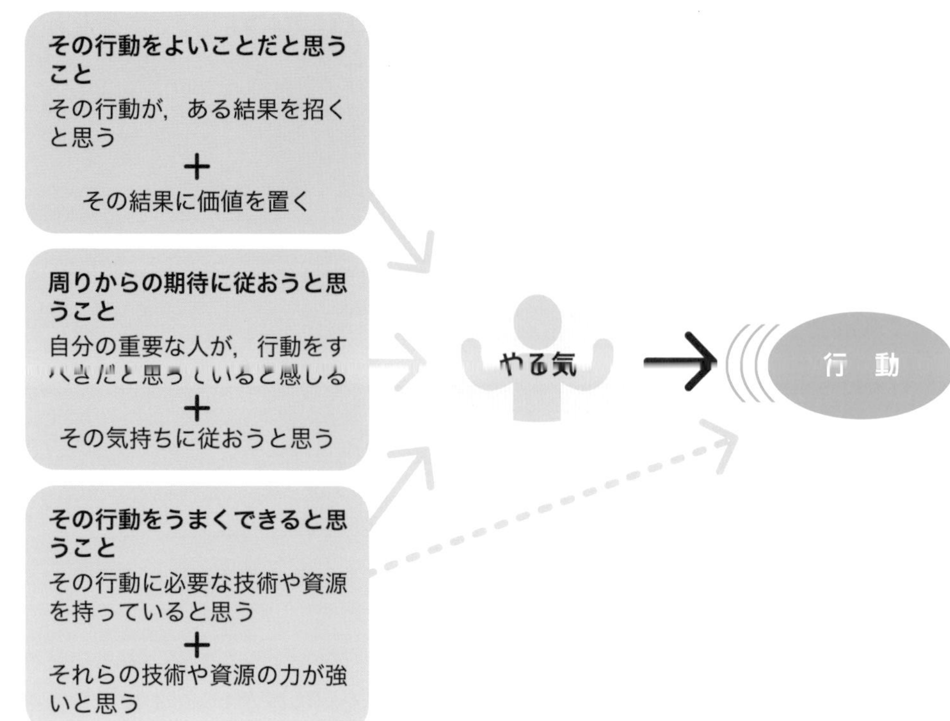

ところで，計画的行動理論では，50ページの図の中の各要素を次のような言葉で表します[3]．

「やる気」 → **「行動意思」**

「その行動をどれぐらいよいことだと思うか」 → **「行動への態度」**

「周りからの期待にどれぐらい従おうと思うか」 → **「主観的規範」**

「その行動をどれぐらいうまくできると思うか」 → **「行動コントロール感」**

今までの図は，計画的行動理論を理解するためのものですが，アイゼンが1980年代に発表した，計画的行動理論の元の図を次に示しておきます．

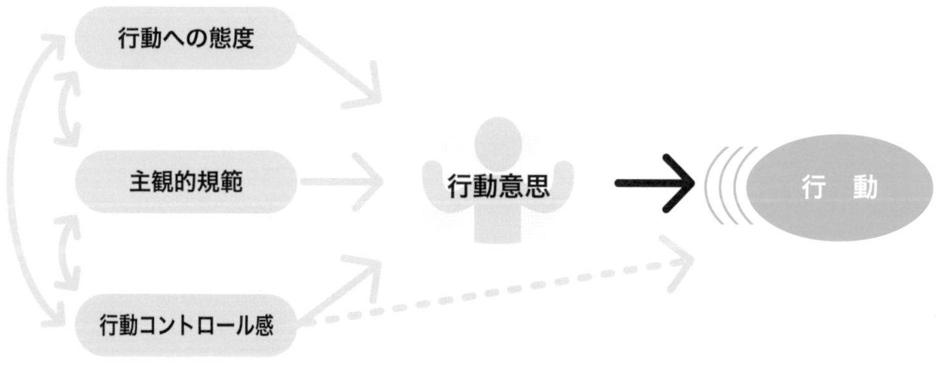

（文献３より引用）

上の図から分かるように，アイゼンは，「行動への態度」，「主観的規範」，「行動コントロール感」の３つはお互いに影響を及ぼし合い，「行動コントロール感」は，「行動意思」を通じてだけではなく，直接的に「行動」に影響を及ぼすと考えています[3)].

なお，３つの要因については，それぞれ，次のように場合分けすることができます.

行動への態度

※ ポジティブな行動への態度：その行動をすることをよいことだと思う.
※ ネガティブな行動への態度：その行動をすることをよくないことだと思う.

主観的規範

※ ポジティブな主観的規範：自分にとって大事な人が，自分がその行動をするべきだと考えていると思い，その期待に従おうと思う.
※ ネガティブな主観的規範：自分にとって大事な人が，自分がその行動をするべきではないと考えていると思い，その期待に従おうと思う.

行動コントロール感

※ 高い行動コントロール感：その行動をうまくできると思う.
※ 低い行動コントロール感：その行動をうまくできるとは思わない.

以上より，計画的行動理論では，人は，ある行動に対して，ポジティブな「行動への態度」，ポジティブな「主観的規範」，高い「行動コントロール感」を持つときに，「行動意思」が高まり，その行動をとる可能性が高くなると考えます.

現場への応用

それでは，計画的行動理論は現場にどのように応用できるのでしょうか．

健診で高血圧を指摘され，減塩食を勧められたDさんに登場願いましょう．Dさんは43歳の公務員です．

Dさんの独り言を聞いてください．

「自分も，今よりも血圧が下がった方が身体にいいと思うが，塩分を控えたら本当に血圧が下がるのだろうか．家族も私がそうすることを望んでいるようだし，私もその気持ちには応えたいと思う．家の食事はともかく，外食ではどうしても味付けが濃いものが多いので，その点が心配だ」

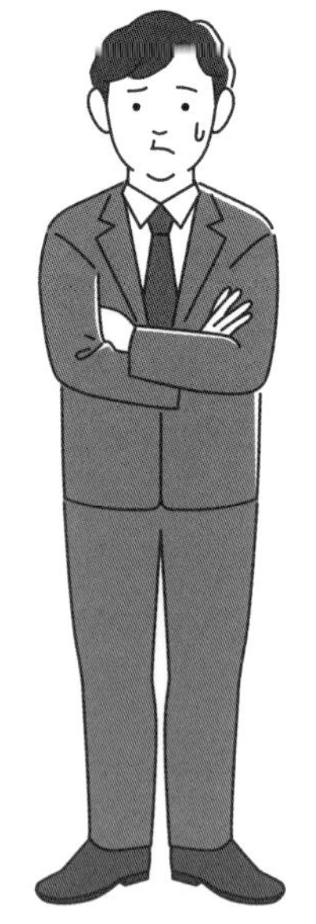

このDさんの独り言を，計画的行動理論の面から考えてみましょう．

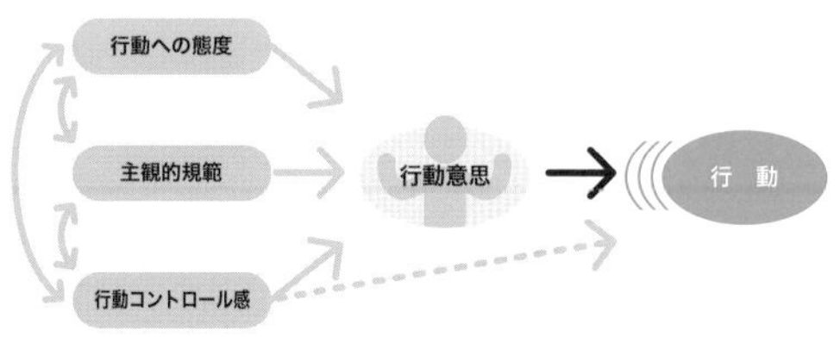

この図の要素にDさんの独り言を当てはめると，次のようになります．

行動への態度：「血圧が下がった方が身体にいいと思うが，塩分を控えたら本当に血圧が下がるのだろうか」

主観的規範：「家族も私がそうすることを望んでいるようだし，私もその気持ちには応えたいと思う」

行動コントロール感：「外食ではどうしても味付けが濃いものが多いので，その点が心配だ」

これらを前の図に当てはめると次のようになります.

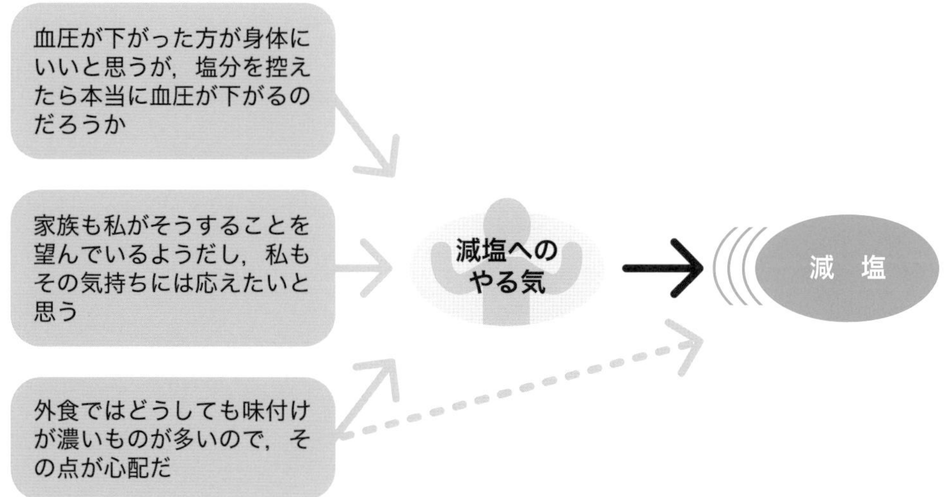

「行動への態度」について：D さんは，今よりも血圧が下がることはよいことだと思っていますが，塩分を控えることが本当に血圧低下につながるのか，疑問を持っています．つまり，血圧が低下することには価値を置いているのですが，塩分を控えるという行動が，本当に血圧を下げるという結果につながるか，確信が持てていないということです．ポジティブな「行動への態度」というのは，ある行動が，自分が価値を置く結果につながると思うときに生まれます．D さんの場合は，減塩という行動に対し，それほどポジティブな「行動への態度」を持っていないと考えられます．

これを図にすると次のようになります．

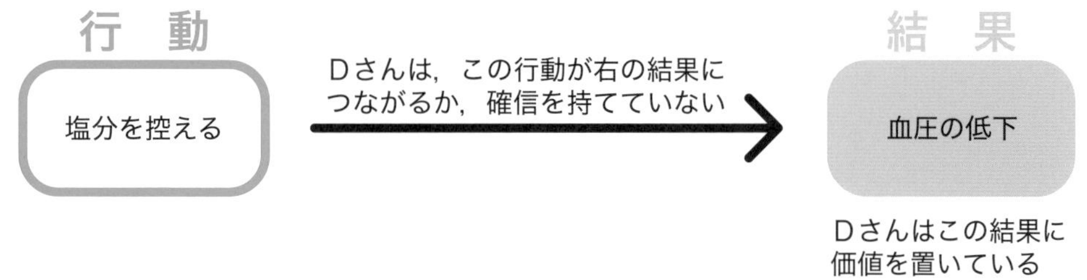

「主観的規範」について：「家族も私がそうすることを望んでいるようだし，私もその気持ちには応えたいと思う」ということから，D さんは，減塩を行うことに対してポジティブな「主観的規範」を持っていると思われます．

「行動コントロール感」について：「外食ではどうしても味付けが濃いものが多いので，その点が心配だ」ということから，D さんは，外食で減塩を行うことが難しいと感じているようです．このことから，減塩を行うことに関する「行動コントロール感」は，高くないと考えられます．

それでは，計画的行動理論の観点から，Dさんに減塩をしてもらうために，どのように働きかけたらよいのでしょうか．

Dさんは，「主観的規範」はポジティブなものを持っていますが，「行動への態度」と「行動コントロール感」がまだ十分とは言えませんので，次の2つの目標を立てることにします．

1）「行動への態度」をよりポジティブなものにする
2）「行動コントロール感」を高める

以下に，具体的な働きかけの例を示します．

1）「行動への態度」をよりポジティブなものにする

Dさんは，血圧が低下することには価値を置いているようですが，減塩を行うことが，血圧の低下という結果につながるか，確信を持てていない状態です．ある行動に対してポジティブな「行動への態度」を持つためには，その行動が，自分が価値を置く結果をもたらすと，本人が思う必要があります．

そこでDさんには，減塩が血圧低下につながるということに確信を持ってもらわなくてはなりません．ところで，減塩により，高血圧の人全員に血圧低下が期待できるわけではありません．しかし，どの程度の減塩により，高血圧の人の何割に血圧の低下を認めたというようなデータを示すことで，Dさんの期待を高め，減塩に対してポジティブな「行動への態度」を持ってもらうことは可能だと考えます．

2）「行動コントロール感」を高める

Dさんは，外食で減塩を守ることができるのかを心配しています．Dさんの減塩に対する「行動コントロール感」を高めるためには，この心配を解消してあげる必要があります．具体的な方法としては，Dさんが利用可能な外食メニューの中で，塩分が少なめなものを示したり，食べ方の工夫などを指導するようにします．

以下に，計画的行動理論に基づいた働きかけの方法について，高血圧の患者に減塩を勧める場合を例にして，示しておきます．

「行動への態度」をポジティブなものにする：

減塩という行動が，血圧の低下という結果につながると思い，その結果に価値を置いてもらう必要があります．

具体的な働きかけとしては，減塩の血圧低下への効果と，高血圧の改善が及ぼすよい影響について，データなどを使って説明するようにします．

「主観的規範」をポジティブなものにする：

自分にとって重要な人（家族や友人，同僚など）で，減塩を守ることに肯定的な人のことを思い出してもらうようにします．

「行動コントロール感」を高める：

減塩に必要な技術や資源（例えば，食事療法の指導や家族の協力など）が利用可能な場合は，積極的にそれらを利用するように働きかけます．また，本人が減塩するうえで何に困難を感じているかを話し合い，解決策を考えるようにします．

研究結果

次に，計画的行動理論と健康行動との関係について調べた研究を見てみましょう．本書の初版では，以下の研究結果を紹介しました．

■2 型糖尿病（横断的研究）：

※治療やセルフケアへのアドヒアランス：

インスリン使用糖尿病患者で，血糖自己測定や定期的な運動をしている人は，していない人に比べ，それらへのポジティブな「行動への態度」を有意に多く持っていたが，セルフケア行動へのアドヒアランスと「主観的規範」とは相関が見られなかった[4]．

■運動（横断的研究 & 縦断的研究）：

運動に対するポジティブな「行動への態度」[5〜9]，ポジティブな「主観的規範」[7,8]，高い「行動コントロール感」[6,7,9〜11]を持つ人ほど，今後，運動を行おうという「行動意思」を有意に多く持っていた．

また，今後，運動を行おうという「行動意思」を持っている人ほど，その後，運動をよく行っていた[5,6,8]．

次に，ランダム化比較試験によって，計画的行動理論に基づいた働きかけの，行動変容に対する有効性が証明された研究を紹介します．

研究 No.1	2型糖尿病患者に対する，計画的行動理論に基づいた介入の，ヘルスリテラシーとセルフケア行動への効果を調べた研究[12]
対象者	介入群83人，対照群83人
実施期間	約12カ月（介入期間は論文に不記載）
介入	●介入群：グループ・トレーニング・セッションを5回受けた（1回45分）．各セッションのテーマや内容は次の通り． ・【1回目】「糖尿病について知ること」 血糖，糖尿病のメカニズム，リスクファクター，合併症，合併症の予防法など． ・【2回目】「ヘルスリテラシーとヘルスケア」 フットケアと血糖自己測定法の十分な情報の取得．身体活動の評価方法の学習．経口糖尿病薬を指示通りに内服する重要性の理解．食品エネルギー量測定法の学習と，食事の必要エネルギー量の決定． ・【3回目】「態度の変容」 以下のことを知ること；糖尿病の合併症は自分にも起こり得る重大なもので，予防可能であること．糖尿病の合併症を予防するうえで，セルフケアが重要であること． ・【4回目】「自己効力感を高める」 セルフケア行動を行ううえでの障害を同定し，解決方法を調べること．セルフケアに必要な作業を，実行可能な小さなステップに分けること．セルフケア行動の実施とグループによる励まし，言葉による説得． ・【5回目】「実践的なスキル」 血糖自己測定とフットケアの実演．身体活動中の呼吸と心拍数の評価方法．食品エネルギー量の計算方法と，健康的な食品と不健康な食品の比較．セルフケアスキルの反復練習とフィードバックの提供． ●対照群：理論に基づかない，一般的な教育を受けた．
結果	●【セルフケア行動に関する計画的行動理論の構成要素の尺度スコア】 介入終了後2カ月で，介入群では対照群に比べ，以下の項目のスコアが有意に高かった；セルフケア行動に関する態度・主観的規範・行動コントロール感・行動意思． ●【セルフケア行動に関する尺度スコア】 （スコアが高いほど，セルフケア行動を行っていることを意味する）介入群は介入前に比べ，以下の全項目のスコアが有意に増加したが，対照群では有意な変化は見られなかった；食事・身体活動・血糖自己測定・フットケア・経口糖尿病薬の内服．

■文献

1) Fishbein M, Ajzen I : Belief, attitude, intention and behavior : an introduction to theory and research. Readings, Mass : Addison-Wesley, 1975.

2) Ajzen I : From intentions to actions : a theory of planned behavior. In J Kuhl, J Beckmann (eds), Action-control : from cognition to behavior. Heidelberg : Springer, pp.11-39, 1985.

3) Ajzen I : From intentions to actions. In I Ajzen, Attitudes, personality, and behavior. Chicago, IL : The Dorsey Press, pp.112-145, 1988.
4) De Weerdt I, Visser AP, Kok G, Van der Veen EA : Determinants of active self-care behaviour of insulin treated patients with diabetes : implications for diabetes education. Social Science & Medicine 30 (5) : 605-615, 1990.
5) Valois P, Desharnais R, Godin G : A comparison of the Fishbein and Ajzen and the Triandis attitudinal models for the prediction of exercise intention and behavior. Journal of Behavioral Medicine 11 (5) : 459-472, 1988.
6) Kimiecik J : Predicting vigorous physical activity of corporate employees : comparing the theories of reasoned action and planned behavior. Journal of Sport & Exercise Psychology 14 (2) : 192-206, 1992.
7) Wankel LM, Mummery WK : Using national survey data incorporating the theory of planned behavior : implications for social marketing strategies in physical activity. Journal of Applied Sport Psychology 5 (2) : 158-177, 1993.
8) Kerner MS, Grossman AH : Attitudinal, social, and practical correlates to fitness behavior : a test of the theory of planned behavior. Perceptual and Motor Skills 87 (3 Pt 2) : 1139-1154, 1998.
9) Courneya KS, Plotnikoff RC, Hotz SB, Birkett NJ : Social support and the theory of planned behavior in the exercise domain. American Journal of Health Behavior 24(4) : 300-308, 2000.
10) Godin G, Valois P, Lepage L : The pattern of influence of perceived behavioral control upon exercising behavior : an application of Ajzen's theory of planned behavior. Journal of Behavioral Medicine 16 (1) : 81-102, 1993.
11) Norman P, Conner M, Bell R : The theory of planned behaviour and exercise : evidence for the moderating role of past behaviour. British Journal of Health Psychology 5 (Pt 3) : 249-261, 2000.
12) Zeidi IM, Morshedi H, Alizadeh Otaghvar H : A theory of planned behavior-enhanced intervention to promote health literacy and self-care behavior of type 2 diabetic patients. Journal of Preventive Medicine and Hygiene 61 (4) : E601-E613, 2020.

第5章 ストレスとコーピング

考え方

ストレスについて，その歴史的な背景も踏まえながら説明したいと思います．ストレスを考えるときには，まず，ストレスのもとについて考える必要があります．ストレスのもとは「ストレッサー」と呼ばれ，人の身体や心のバランスを崩すようなもので，そのバランスを取り戻すのに努力が必要なもののことをいいます[1)]．

ストレスの考え方の１つとして，このストレッサーのうち，配偶者の死や離婚，近親者の死などの大きな出来事が，ある期間（例えば過去１年以内）に多く起きるほど，健康状態に悪影響を与えるだろうというものがあります．ホームズとレイにより，それらの出来事を測定する尺度も作成されています[2)]．

ストレッサーと健康状態の関係を図に表すと，次のようになります．

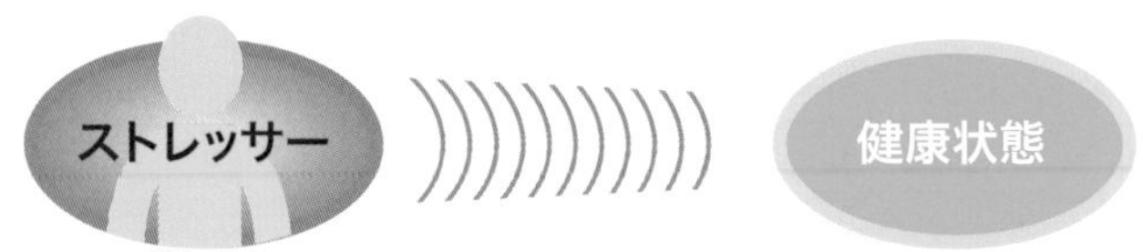

しかしその後，同じストレッサーがかかっても，人によって感じ方や対処の仕方も違うため，健康への影響も人によって違うだろうという考え方が出てきました．

このことについて，もう少し詳しく説明します．

まず，ストレッサーについてどう考えるかの個人による違いは，次のように説明されます．

ラザルスとフォルクマンは，人はストレッサーに対し，それが有害なものか，脅威となるものか，挑戦的なものか，よいものかなど，その性質と重大さを評価し，それにどの程度うまく対処することができると考えるかによって，ストレッサーに対するその人の評価が決まると考えます[3)]．

このことを図に表すと，次のようになります．

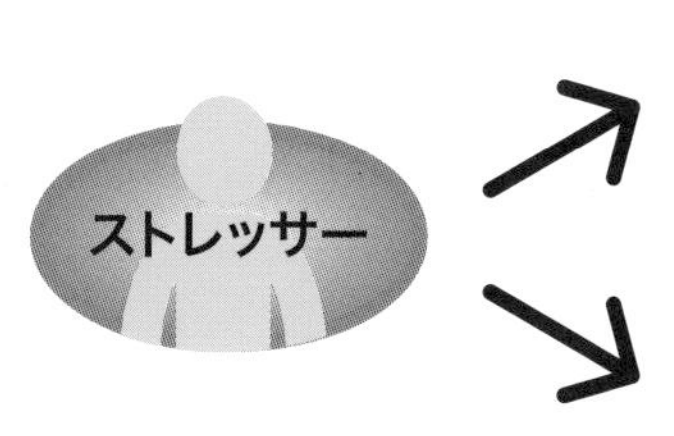

自分にとってどのような性質のもので，どれぐらい重大なものか

自分は，どれぐらいうまく対処することができるのか

同じストレッサーがかかっても，ある人は，それをよいもので，うまく対処することができると思うかもしれません．またある人は，それを有害で脅威であると思い，それにうまく対処することができないと考えるかもしれないということです．

ストレスの用語では，これらの評価を次のようにいいます[3)]：

「そのストレッサーは，自分にとってどのような性質のもので，どれぐらい重大なのか」
→ 一次評価
「自分は，そのストレッサーにどれぐらいうまく対処することができるのか」
→ 二次評価

これらの用語を使って先ほどの図を書き換えると，次のようになります．

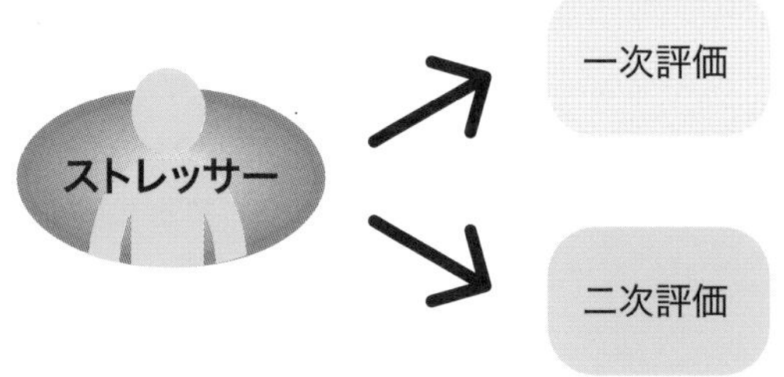

次に，人はこの2つの評価をもとに，ストレッサーに対してうまく対処するために努力をすると考えます．この努力のことを，「コーピング」といいます[3)]．
コーピングの方法には，2通りあると言われています．それが，「問題焦点コーピング」と「情動焦点コーピング」です[4)]．

「問題焦点コーピング」とは，ストレッサーとなっている環境や状況そのものに働きかけたり，その問題を解決するために，具体的に何かを行うという対処の方法をいいます．

一方，「情動焦点コーピング」とは，ストレッサーそのものに働きかけたり，問題解決のために何かを行うのではなく，ストレッサーに対する感じ方や考え方を変えようとする対処の方法をいいます．

例えば，雨降りの日に傘をさすのは，「問題焦点コーピング」ですが，傘を持っていないときに，雨も気持ちがいいものだと自分に言い聞かせて歩くのは，「情動焦点コーピング」だと考えられます[5)]．

人は，時と場合によって，この2つのコーピング方法を使い分けていると考えられます．特に，ストレッサーそのものやその影響が，人の力でコントロールできる場合は，「問題焦点コーピング」が役立ち，コントロールできない場合は，「情動焦点コーピング」が役立つと考えられています[6)]．

コーピングを含めて，ストレスのプロセスをまとめると，次の図のようになります．

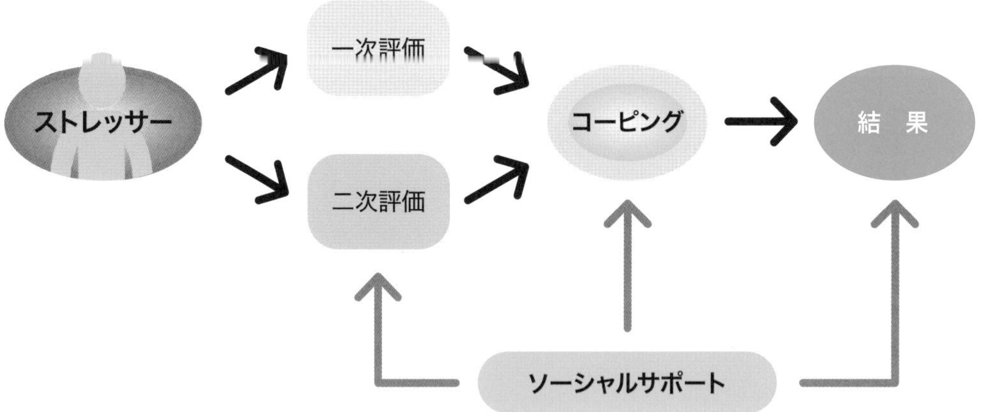

（文献7の図を一部改変）

つまり，ストレッサーをどうとらえるか（一次評価と二次評価）ということと，コーピングがうまく行えるかどうかや，受けるソーシャルサポートによって，「結果」（心身の健康状態や病気の進展など）が決まると考えられます[7)]．「結果」には，ポジティブな場合とネガティブな場合があります[7)]．ソーシャルサポートについては第6章で説明します．

ところで，ストレッサーは，具体的にどのようにして健康状態に影響するのでしょうか．それには，3通りあると考えられています[8)]．

1）ストレッサーにより，ストレスホルモン（カテコールアミンやコルチゾール，成長ホルモン）の分泌が促進したり，交感神経系が刺激されることが，身体に影響を及ぼす場合（血糖や血圧の上昇など）
2）ストレッサーによる不安や緊張を減らすために，健康にとって好ましくないコーピング行動をとる場合（多飲や過食，喫煙など）
3）ストレッサーによって，食事や運動，薬物療法，セルフケアなどへのアドヒアランスが低下する場合

最後に，ストレスをマネジメントする方法の1つである，リラクセーションについて説明します．リラクセーションの方法には，大きく分けて以下の4つがありますが[9)]，いずれも交感神経系の働きを抑えて，副交感神経系を優位の状態にすることを目的にしています．

1) **漸進的筋弛緩法**：筋肉の緊張を次第に緩める方法

2) **自律訓練法**：「腕が重たい」,「おなかが温かい」などの言葉を繰り返し唱え，自己催眠を得るもの

3) **超越瞑想法**：呼吸に注意を集中し，心の中で言葉を繰り返しながら，身体の筋肉をリラックスさせるもの

4) **バイオフィードバック法**：心拍数や皮膚温，筋肉活動などを機械でモニターすることにより，効果的に心拍数を減らしたり，皮膚温を上げたり，筋肉を弛緩させたりする方法を学ぶもの

現場への応用

それでは，ストレスとコーピングの考え方は，現場にどのように応用できるのでしょうか．職場健診で肥満傾向と高血圧，血糖の上昇を指摘されたＥさんに登場願いましょう．
Ｅさんは 38 歳（身長 168 cm，体重 83 kg）の会社員です．
Ｅさんの独り言を聞いてください．

「最近，職場の上司とうまくいっていない．職場の人間関係というのは，精神的に負担になりやすいし，どうしようもないと思う．ストレスを発散させるために，最近お酒の量が増えて，それにつれて体重も増えてきている」

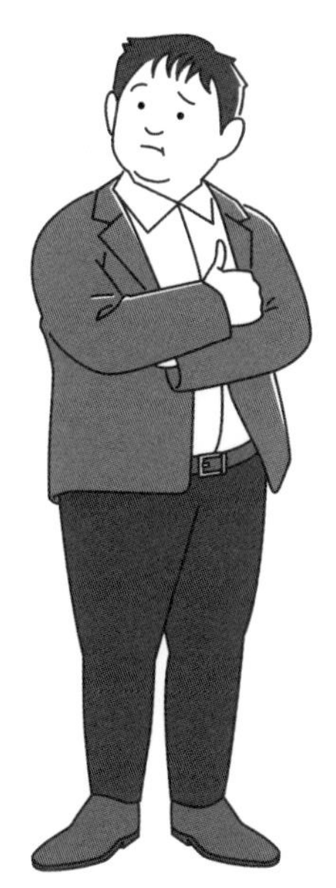

このＥさんの独り言を，ストレスとコーピングの面から考えてみましょう．

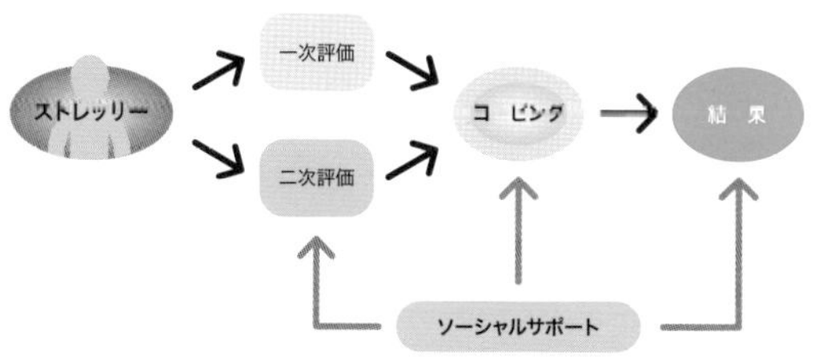

この図の要素にＥさんの独り言を当てはめると，次のようになります．

一次評価：「職場の人間関係というのは，精神的な負担になりやすい」

二次評価：「どうしようもないと思う」

コーピング：ストレスを発散させるためにお酒を飲む．

また，この場合のストレッサーは，「職場の人間関係」で，結果は，「体重の増加」という，E さんにとっては好ましくないものとなっています．

以上のことを前の図にあてはめると次のようになります．

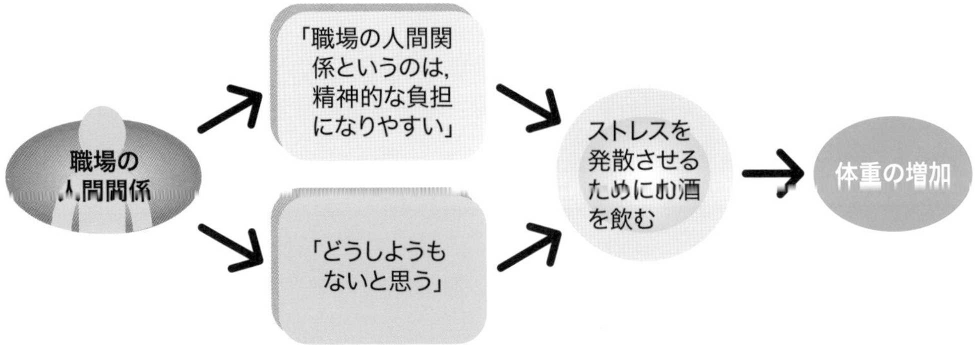

ストレッサーに対するE さんの評価は，「職場の人間関係というのは，精神的な負担になりやすい」という一次評価と，「どうしようもないと思う」という二次評価からなっていると考えられます．そして，そのストレスを解消しようとしてお酒を飲み，それが体重増加の１つの原因になっていると考えられます．

それでは，ストレスとコーピングの観点から，E さんにストレスとうまくつき合ってもらうために，どのように働きかけたらよいのでしょうか．

それには，以下の２通りの方法が考えられます．

1）ストレッサーへの評価を変える
2）コーピングの方法を変える

以下に，具体的な働きかけの例を示します．

1）ストレッサーへの評価を変える

E さんは，「職場の人間関係」というものは精神的な負担になりやすく，どうしようもないと考えています．それに対して，視点を変えた考え方を提供することで，ストレッサーそのものの脅威を少しでも減らすように働きかけます．例えば，「職場の人間関係」を自分が成長するための課題ととらえたり，「職場の人間関係」をうまくこなしている友人からアドバイスをもらったりしてもらいます．

2）コーピングの方法を変える

E さんはストレスに対し，お酒を飲むという方法でコーピングしています．コーピングの方法は，お酒を飲むことだけではありません．この場合，運動や各種のリラクセーションなども有効であると考えられ，そのような方法を勧めるのも１つの方法です．

以下に，ストレスとコーピングに基づいた働きかけの流れについて，示しておきます．

① ストレッサーの同定
② 一次評価と二次評価の把握
③ コーピング方法の把握
④ 評価（一次と二次）とコーピング方法の修正

それぞれについて，説明します．

① ストレッサーの同定

その人にとって，何がストレッサーになっているかを明らかにする．

② 一次評価と二次評価の把握

そのストレッサーに対する，本人の一次評価と二次評価を調べる．

一次評価：その物事が，自分にとってどのような性質のもので，どれぐらい重大なものだと思っているか．

二次評価：その物事に対して，自分はどれぐらいうまく対処できると思っているか．

③ コーピング方法の把握

そのストレッサーに対して，どんな方法で対処しているかを明らかにする．

④ 評価（一次と二次）とコーピング方法の修正

必要と判断した場合は，そのストレッサーに対する評価（考え方）や，コーピングの方法を変えてもらうように働きかける．

研究結果

次に，ストレスとコーピングと健康行動との関係について調べた研究を見てみましょう．本書の初版では，以下の研究結果を紹介しました．

■肥満（横断的研究）：

減量プログラム終了後 7 カ月の時点で体重増加していた群は，減量体重を維持していた群に比べ，7 カ月間に起きたストレスフルな出来事により，体重コントロールに対するネガティブなインパクトを有意に多く経験していた[10]．

女性で減量後に体重が戻った群は，減量後も 2 年以上，平均的な体重を維持している群に比べ，問題に対するコーピング方法として，食べる，飲むなどの逃避・回避方法をとる人が有意に多く，ソーシャルサポートを求めたり，問題解決や問題に直面するという方法をとる人が有意に少なかった[11]．

次に，ランダム化比較試験によって，ストレスとコーピングに基づいた働きかけの，行動変容に対する有効性が証明された，2 つの研究を紹介します．

研究 No.1	感情的摂食*を伴う肥満入院女性患者に対する，リラクセーション・トレーニングの感情的摂食への効果を調べた研究[12)]
対象者	介入群 1：20 人，介入群 2：20 人，対照群 20 人
介入期間	3 週間
介入	●介入群 1 と介入群 2：肥満に対する入院治療の他に，個別のリラクセーション・トレーニング・セッションを受けた（週に 4 回，計 12 回）．セッションは，主に漸進的筋弛緩法と応用的リラクセーション法に基づき，異なるリラクセーション法を組み合わせたものだった．リラクセーション・トレーニングは，録音されたナレーションを聞く形で行われた． ●介入群 1：【バーチャル・リアリティ（仮想現実）条件】 ナレーションは，静かな湖の周りの山の風景を示す，非常にリラックスしたバーチャル環境と，ポータブルの MP3 プレーヤーによるサウンドと共に提供された．参加者は湖の周りを歩き，自然を観察し，数分後に，バーチャル上で快適なデッキチェアに座ってリラックスするように求められた． ●介入群 2：【想像条件】 ナレーションで，仮想現実条件と似た環境をイメージさせるようにした． ●対照群：何のリラクセーション・トレーニングも受けず，肥満に対する入院治療のみ受けた．
結果	●【感情的摂食の尺度スコア】 （スコアが高いほど，感情的摂食を行っていることを示す）退院後 3 カ月で，介入群 1 と介入群 2 で，介入前と比べ，スコアが有意に低下していたが，対照群では有意な変化は見られなかった．介入群 1 では，介入群 2 に比べ，スコアの中央値が有意に低かった．

*感情的摂食とは，ネガティブな気分や感情に対する反応として，食行動をとることをいいます．

研究 No.2	喫煙者に対する，怒りマネジメントとストレス・コントロールに基づく認知行動療法の，禁煙率への効果を調べた研究[13)
対象者	介入群 175 人，対照群 175 人
介入期間	6 カ月
介入	●介入群：標準的な禁煙プログラム（6 カ月間）に加え，期間中に，怒りマネジメントとストレス・コントロールを目的とした，5 回のグループ・セッションを受けた（1 回 90 分，5 週間）．グループ・セッションでは，参加者に以下のスキルを習得することが期待された． ■【怒りとストレスに関して】 ・きっかけに気づく能力 ・それらのもとに対する身体的，感情的，行動的反応を知る能力 ・関連した状況を知る能力 ・人間関係に及ぼす悪影響を知る能力 ・和らげるための過食や喫煙，薬物使用が，身体的，法的問題に与える影響を知る能力 ・関連したネガティブで自動的な考えや信念に気づく能力 ・生じた時に伴うネガティブな感情に気づく能力 ・コントロールするためのさまざまなスキルと，認知再構成法を活用する能力 ・コントロールする能力と，コミュニケーションを喜んで維持したいという気持ちを示す能力 ■【その他】 ・ストレスをコントロールするためのリラクセーションと，呼吸法を学んで使う能力 ・攻撃的にならずに感情を共有する能力 ・効果的なコミュニケーションと社会的な相互作用，時間管理，ユーモアの活用，環境の改善などを行う能力 ・怒りとネガティブな感情を“私は”という形で表現する能力 ・効果的な傾聴スキルを使う能力と，不適切な聞き方に気づく能力 ●対照群：標準的な禁煙プログラムのみ受けた．
結果	●【特性怒り尺度のスコアと，ストレスコーピング尺度の自信と絶望のスコア】 介入終了後，介入群で，介入前に比べ，特性怒りスコアと絶望スコアが有意に低下し，自信スコアが有意に増加した．対照群では，有意な変化は見られなかった． ●【禁煙率】 介入終了後 6 カ月で，介入群では対照群に比べ，有意に高かった（44% vs. 27.4%）．

■文 献

1）Lazarus RS, Cohen JB：Environmental stress. In I Altman, JF Wohlwill（eds）, Human behavior and environment. Vol 2. New York, NY：Plenum, 1977.

2）Holmes TH, Rahe RH：The social readjustment rating scale. Journal of Psychosomatic

Research 11 (2) : 213-218, 1967.

3) Lazarus RS, Folkman S : Stress, appraisal, and coping. New York, NY : Springer, 1984. 本明　寛，春木　豊，織田正美（監訳）: 第２章 認知的評価のプロセス．ストレスの心理学―認知的評価と対処の研究．実務教育出版，pp.25-51, 1991.

4) Folkman S, Lazarus RS : An analysis of coping in a middle-aged community sample. Journal of Health and Social Behavior 21 (3) : 219-239, 1980.

5) Singer JE, Davidson LM : Specificity and stress research. In A Mnoat, RS Lazarus (eds), Stress and coping : an anthology. (3rd ed), New York, NY : Columbia University Press, pp.36-47, 1991.

6) Taylor SE : Health psychology : the science and the field. In A Mnoat, RS Lazarus (eds), Stress and coping : an anthology. (3rd ed), New York, NY : Columbia University Press, pp.62-80, 1991.

7) Lerman C, Glanz K : Stress, coping, and health behavior. In K Glanz, FM Lewis, BK Rimer (eds), Health behavior and health education : theory, research, and practice. (2nd ed), San Francisco, CA : Jossey-Bass, pp.113-138, 1996.

8) Monat A, Lazarus RS : Introduction : Stress and coping—some current issues and controversies. In A Mnoat, RS Lazarus (eds), Stress and coping : an anthology. (3rd ed), New York, NY : Columbia University Press, pp.1-15, 1991.

9) Cox RH : Intervention strategies. In A Mnoat, RS Lazarus (eds), Stress and coping : an anthology. (3rd ed), New York, NY : Columbia University Press, pp.432-474, 1991.

10) Gormally J, Rardin D, Black S : Correlates of successful response to a behavioral weight control clinic. Journal of Counseling Psychology 27 (2) : 179-191, 1980.

11) Kayman S, Bruvold W, Stern JS : Maintenance and relapse after weight loss in women : behavioral aspects. American Journal of Clinical Nutrition 52 (5) : 800-807, 1990.

12) Manzoni GM, Pagnini F, Gorini A, Preziosa A, Castelnuovo G, Molinari E, Riva G : Can relaxation training reduce emotional eating in women with obesity? An exploratory study with 3 months of follow-up. Journal of the American Dietetic Association 109 (8) : 1427-32, 2009.

13) Yalcin BM, Unal M, Pirdal H, Karahan TF : Effects of an anger management and stress control program on smoking cessation : a randomized controlled trial. Journal of the American Board of Family Medicine 27 (5) : 645-60, 2014.

Column ストレッサーの優先順位づけ

人は，日常生活でさまざまなストレッサーに出合います．同時にいくつものストレッサーを抱えている人も，少なくないと思います．

だからと言って，一度にすべてのストレッサーに対処することはできません．人のストレッサーに対処する能力には，限界があるからです．そんなときは，まず，どのストレッサーから対処するのが最も効率的か，考える必要があります．

島津は，複数のストレッサーに優先順位をつけて，優先順位の高い順番に対処することを提唱し，ストレッサーに優先順位をつける場合の判断基準として，次の６項目を挙げています．

① 対処の必要性：自分が対処すべき問題なのか
② 緊急性：すぐ対処すべき問題なのか
③ 対処の可能性：対処できる問題なのか
④ 類似経験の有無：似た経験をしたことがあるか
⑤ サポートの入手可能性：対処するうえで周りからサポートが得られそうか
⑥ 持続性：長期間続きそうな問題なのか

この６項目に従うと，最も対処する優先順位が高いストレッサーは，次のようなものになります．

自分が対処すべき問題で，すぐ対処すべきで，対処できそうで，過去に似た経験をしていて，対処するうえで周りからのサポートが得られそうで，長期間続きそうなもの．

ストレッサーの優先順位づけの実際の手順は，次のようにまとめられます．

① 複数のストレッサーに対し，上記６項目がどれぐらい当てはまるか，以下の要領で点数化する．
【当てはまらない】１点
【やや当てはまる】２点
【当てはまる】　　３点

② ６項目の合計点数が高い順に，優先順位を決める．

■文 献

・島津明人：じょうずなストレス対処のためのトレーニングブック．法研，2003.

Column 首尾一貫感覚

非常に強いストレッサーを経験することによって，健康状態を崩してしまう人もいれば，そのようなストレッサーに直面しても，良好な健康状態を保つことができる人もいます．

この違いはどこからくるのでしょうか？

アントノフスキーは，この違いを説明するために，「首尾一貫感覚」（sense of coherence：SOC）という考えを提唱しました．

「首尾一貫感覚」は，ストレッサーに対処するうえで核となる要因で，「首尾一貫感覚」が強い人は，ストレスがかかる状況でも，健康状態を良好に維持することができるとされています．一方,「首尾一貫感覚」が弱い人は，ストレスがかかる状況では，健康状態を崩しやすいとされています．

「首尾一貫感覚」とは何かというと，人生に起きる出来事に対する，その人の身についたとらえ方の傾向のことをいいます．

「首尾一貫感覚」は次の３つの要素からなると考えられています．

① **把握可能感**：人生に起きる出来事は，理解ができて説明がつき，先が予測できるものだと思うこと

② **処理可能感**：人生に起きる出来事は，対処することができるものだと思うこと

③ **有意味感**：人生に起きる出来事は，対処するためにエネルギーを注いで関わる価値があるものだと思うこと

なお,「首尾一貫感覚」は先天的なものではなく，生育環境や経験によって後天的に形作られるものだとされています．

■**文 献**

・アーロン・アントノフスキー（著），山崎喜比古，吉井清子（監訳）「健康の謎を解く―ストレス対処と健康保持のメカニズム」，有信堂，2001．

第6章 ソーシャルサポート（社会的支援）

考え方

まず，ソーシャルサポートとは何かについてですが，本書では，ソーシャルサポートを「社会的関係の中でやりとりされる支援」と定義したいと思います．

簡単に言うと，ソーシャルサポートとは，家族や友人など，周りの人から受ける支援のことです．

医療と保健の分野でのソーシャルサポートの働きとしては，次の２つが考えられます．

- **健康行動や治療，セルフケアなどへのアドヒアランスを高める**
- **ストレッサーの負の影響を和らげる**[1)]

それぞれについて，もう少し詳しく見てみましょう．

●健康行動や治療，セルフケアへのアドヒアランスを高める

例えば，運動について考えると，運動を長期間続けることは，それほど簡単なことではありません．その場合に，家族や友人からの励ましや，運動仲間などからサポートを受けることによって，運動を続けられる可能性が高くなると考えられます．

●ストレッサーの負の影響を和らげる

この働きは，次の２通りに分けて考えられます[2)]．

1）実際にサポートを受ける場合：周りからサポートを受けることによって，ストレッサーに対する感じ方や考え方が変わったり，うまくコーピングしたりすることができ，ストレッサーの負の影響が減る．

2）サポートを受けられると思う場合：実際にサポートを受けなくても，必要なときには受けることができると思うことで，ストレッサーに対する評価が変わり，ストレッサーの負の影響が減る．

このことを図にすると，次のようになります．

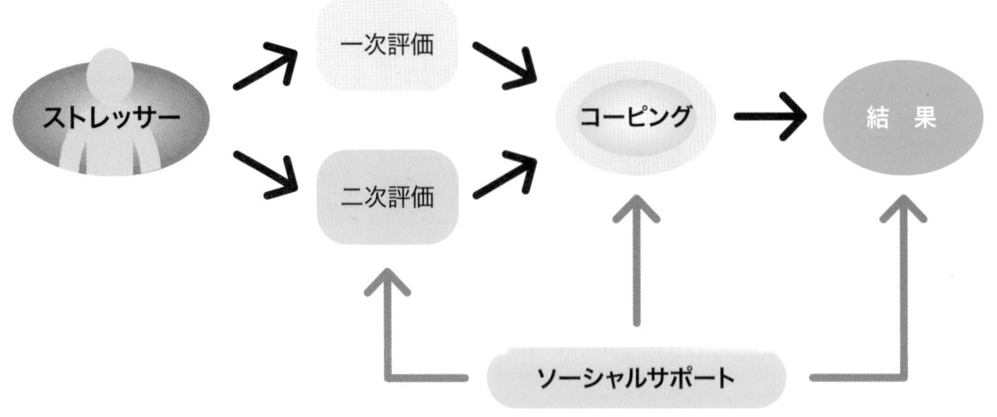

（文献3の図を一部改変）

この図は，第5章の「ストレスとコーピング」で示した図です．

この図は，ストレッサーがある場合に，それをどの程度うまく処理できると考えるかという二次評価や，ストレッサーにうまく対処しようとする努力であるコーピングや，コーピングの結果に対して，ソーシャルサポートが影響することを示しています．

例えば，ストレッサーがあっても，本当に困ったときは，周りからサポートを受けられると思えば，ストレッサーにうまく対処できそうだと思えることもあります．また，ストレッサーに対するコーピングにおいても，周りからサポートを受けことによって，うまくコーピングすることができる場合もあります．

ところで，ソーシャルサポートにはどのような種類があるのでしょうか．いろいろな分類法がありますが，ハウスは，ソーシャルサポートを次の4種類に分けています[4]．

(1) 情緒的サポート
(2) 道具的サポート
(3) 情報的サポート
(4) 評価的サポート

それぞれの内容は，次のとおりです．

(1) 情緒的サポート：共感や愛情，信頼，尊敬などを示してくれるサポート
(2) 道具的サポート：実際に形のある支援やサービスを提供してくれるサポート
（例：物を貸してくれる，一緒に何かをしてくれるなど）
(3) 情報的サポート：問題を解決するうえで役立つアドバイスや提案，情報を提供してくれるサポート
(4) 評価的サポート：自己評価をするうえで役立つ情報を提供してくれるサポート
（例：肯定的で前向きなフィードバックを与えてくれるなど）

現場への応用

それでは，ソーシャルサポートの考え方は，現場にどのように応用できるのでしょうか．

脂質異常症と高血圧で通院中のＦさんに登場願いましょう．Ｆさんは42歳（身長158 cm，体重65 kg）の会社員です．Ｆさんは，運動をするように担当医から勧められて，ジョギングを始めてすでに２カ月が経過しています．ジョギング開始前に比べて，体重も２kg減りました．

Ｆさんの独り言を聞いてください．

「ジョギングを始めてもう２カ月．１カ月を過ぎたころから，夫も一緒に走ってくれているのが心強いわ．朝，公園をジョギングしていると，同じようにジョギングをしている人が何人もいるの．お互いに声を掛け合ったりして励まし合っているし，これからもジョギングを続けられそうだわ」

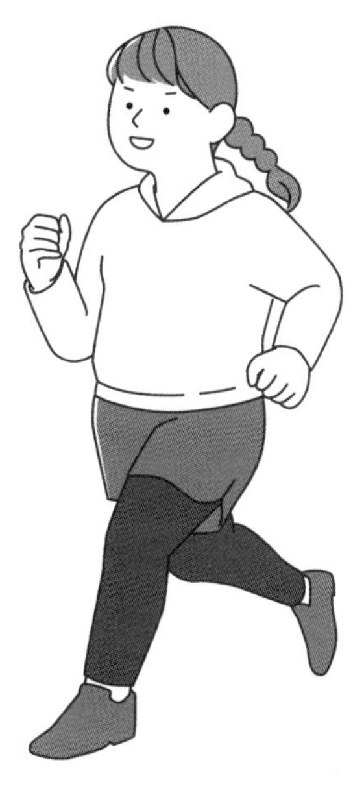

このＦさんの独り言を，ソーシャルサポートの面から考えてみましょう．

Ｆさんはどのようなソーシャルサポートを受けているのでしょうか．

Ｆさんが受けているサポートは以下のようにまとめられます．

情緒的サポート：「お互いに声を掛け合ったりして励まし合っている」
道具的サポート：「夫も一緒に走ってくれているのが心強いわ」

これらのサポートを受けることによって，Ｆさんはジョギングを続けられそうだと感じています．

さらに，Ｆさんの運動習慣を強固なものにするため，医療・保健スタッフとしてどのように働きかけるとよいでしょうか．一例として，情報的サポートや評価的サポートも提供することが考えられます．

例えば，運動に関するＦさんの質問に答えたり，他に役立つ情報を提供したり（情報的サポート），２カ月もジョギングを続けていることに対して，賞賛したりすることです（評価的サポート）．

以下に，ソーシャルサポートの観点から対象者に運動を勧める場合について，一般的な働きかけの流れを示しておきます.

① サポートしてくれそうな人のリストアップ：

対象者が運動を始めてそれを続けるために，どのような人からサポートが得られそうか，リストアップしてもらう（候補としては，家族や友人，同僚，運動クラブのメンバーなどが考えられる）.

② 提供してくれそうなサポートの種類の検討：

次に，それらの人からどのような種類のサポートが得られそうか，検討してもらう.

③ サポートの依頼：

実際に，それらの人にサポートをお願いしてもらう.

研究結果

次に，ソーシャルサポートと健康行動との関係について調べた研究を見てみましょう．本書の初版では，以下の研究結果を紹介しました.

■2 型糖尿病（横断的研究）：

※治療やセルフケアへのアドヒアランス：

治療やセルフケアに関して，家族や友人などから受ける，役立つサポートが多いほど，それらへのアドヒアランスが有意に高かった．【食事療法[5~9]，運動療法[5,6]，薬物療法[6~8]，血糖自己測定[5,6]】.

■肥満（縦断的研究）：

※減量：

減量プログラムに参加した人のうち，減量努力に対して家族が協力的だと答えた人ほど，プログラム終了後のフォローアップ期間における体重減少が，有意に大きかった[10,11].

■高血圧（横断的研究）：

※治療へのアドヒアランス：

高血圧治療に関して，助けになる人から得られるサポートが多い人ほど，また，そのサポートに対する満足度が高い人ほど，降圧薬の内服を含む治療へのアドヒアランスが，有意に高かった[12].

■運動（横断的研究）：

運動することに関して，家族や友人からサポートを受けている人ほど，運動をよく行っていた[13~19].

次に，ランダム化比較試験によって，ソーシャルサポートに基づいた働きかけの，行動変容に対する有効性が証明された研究を紹介します．

研究 No.1	喫煙者に対する，ツイッター（現 X）を利用したピアベースのソーシャルサポートの，禁煙への効果を調べた研究[20]
対象者	介入群 80 人，対照群 80 人 【1 カ月以内に禁煙しようと思っている喫煙者】
介入期間	100 日
介入	●両群共通の働きかけ：介入開始日前の 1 週間以内の禁煙開始日を決めるように指示され，ニコチンパッチが 56 日分郵送された．参加者はアメリカ国立がん研究所の禁煙サイトへのアクセスを促され，禁煙開始からの日数に合わせ，禁煙サイト上の項目へのリンクが貼られた電子メールを受け取った（計 5 通）． ●介入群：参加者は 1 グループ 20 人のツイッターグループに登録された．グループはメンバー同士だけでツイッターでフォローし合うという閉じられたグループで，メンバーのツイートはグループメンバーと本研究のスタッフしか見られなかった．介入開始日に，各グループのメンバーに，少なくとも毎日 1 回は，グループにツイートするように促す e メールが送られた．個人のツイートはグループの全メンバーに送られ，時系列で，グループのツイッターフィードにいつまでもアップされた状態で示された（ツイートの送り主と送信日時の表示と共に）． グループメンバーには，毎日 1 回，本研究のウェブサイトから，ディスカッションするのに適した禁煙に関する話題の自動メッセージが送られ，グループのツイッターフィード上にツイートとして上げられた．また，毎日 1 回，直近 24 時間の各メンバーのツイート状況に基づき，以下のような自動フィードバックが送られた． ※ツイートした人に対して：「あなたは禁煙グループと結びつきを持ち続けていて，素晴らしいです．あなたのツイートは，グループに変化をもたらすことができます！」 ※ツイートしなかった人に対して：「昨日はあなたからの連絡がありませんでした！　あなたの状況をグループとシェアしましょう」
結果	●【禁煙維持率】 介入開始後 60 日時点で，介入群は対照群に比べ，禁煙維持者が有意に多かった（介入群 40%，対照群 20%）．

■文 献

1）Cohen S, Wills TA：Stress, social support, and the buffering hypothesis. Psychological Bulletin 98（2）：310-357, 1985.

2）Lakey B, Cohen S：Social support theory and measurement. In S Cohen, LG Underwood, BH Gottlieb（eds）, Social support measurement and intervention—a guide for health and social scientists. New York, NY：Oxford University Press, pp.29-52, 2000.

3）Lerman C, Glanz K：Stress, coping, and health behavior. In K Glanz, FM Lewis, BK Rimer

(eds), Health behavior and health education：theory, research, and practice.(2nd ed), San Francisco, CA：Jossey-Bass, pp.113-138, 1996.
4) House JS：Work stress and social support. Reading, MA：Addison-Wesley, 1981.
5) Wilson W, Ary DV, Biglan A, Glasgow RE, Toobert DJ, Campbell DR：Psychosocial predictors of self-care behaviors (compliance) and glycemic control in non-insulin-dependent diabetes mellitus. Diabetes Care 9 (6)：614-622, 1986.
6) Glasgow RE, Toobert DJ：Social environment and regimen adherence among type II diabetic patients. Diabetes Care 11 (5)：377-386, 1988.
7) Ruggiero L, Spirito A, Bond A, Coustan D, McGarvey S：Impact of social support and stress on compliance in women with gestational diabetes. Diabetes Care 13 (4)：441-443, 1990.
8) Garay-Sevilla ME, Nava LE, Malacara JM, Huerta R, Díaz de León J, Mena A, Fajardo ME：Adherence to treatment and social support in patients with non-insulin dependent diabetes mellitus. Journal of Diabetes and Its Complications 9 (2)：81-86, 1995.
9) 高梨　薫，杉澤秀博，手島陸久，矢冨直美，出雲祐二，高橋龍太郎，荒木　厚，井上潤一郎，井藤英喜，冷水　豊，柴田　博：高齢糖尿病患者の食事療法・運動療法の順守度と治療に対する信念および家族支援との関係．老年社会学 18 (1)：41-49, 1996.
10) Jeffery RW, Bjornson-Benson WM, Rosenthal BS, Lindquist RA, Kurth CL, Johnson SL：Correlates of weight loss and its maintenance over two years of follow-up among middle-aged men. Preventive Medicine 13 (2)：155-168, 1984.
11) Rabkin SW：Psychosocial determinants of weight reduction in overweight individuals. Journal of Obesity & Weight Regulation 2 (1-2)：97-106, 1982-1983.
12) Stanton AL：Determinants of adherence to medical regiments by hypertensive patients. Journal of Behavioral Medicine 10 (4)：377-394, 1987.
13) Hovell MF, Sallis JF, Hofstetter CR, Spry VM, Faucher P, Caspersen CJ：Identifying correlates of walking for exercise：an epidemiologic prerequisite for physical activity promotion. Preventive Medicine 18 (6)：856-866, 1989.
14) Sallis JF, Hovell MF, Hofstetter CR, Faucher P, Elder JP, Blanchard J, Caspersen CJ, Powell KE, Christenson GM：A multivariate study of determinants of vigorous exercise in a community sample. Preventive Medicine 18 (1)：20-34, 1989.
15) Treiber FA, Baranowski T, Braden DS, Strong WB, Levy M, Knox W：Social support for exercise：relationship to physical activity in young adults. Preventive Medicine 20 (6)：737-750, 1991.
16) Muto T, Saito T, Sakurai H：Factors associated with male workers' participation in regular physical activity. Industrial Health 34 (4)：307-321, 1996.
17) Eyler AA, Brownson RC, Donatelle RJ, King AC, Brown D, Sallis JF：Physical activity social support and middle- and older-aged minority women：results from a US survey. Social Science & Medicine 49 (6)：781-789, 1999.
18) Sternfeld B, Ainsworth BE, Quesenberry CP：Physical activity patterns in a diverse population of women. Preventive Medicine 28 (3)：313-323, 1999.
19) Ståhl T, Rütten A, Nutbeam D, Bauman A, Kannas L, Abel T, Lüschen G, Rodriquez DJA, Vinck J, Van der Zee J：The importance of the social environment for physically active lifestyle—results from an international study. Social Science & Medicine 52 (1)：1-10,

2001.
20) Pechmann C, Delucchi K, Lakon CM, Prochaska JJ : Randomised controlled trial evaluation of Tweet2Quit : a social network quit-smoking intervention. Tobacco Control 26 (2) : 188-194, 2017.

第7章 コントロール所在

考え方

コントロール所在は，ロッター[1)]によって提唱されたもので，物事の結果をコントロールする（決める）力がどこにあると考えるか，ということです．

物事の結果が，その人自身の行動（努力）によって決まると考える場合は，結果をコントロールする力が自分の中にあるということで，内的コントロール所在といいます．

一方，物事の結果は，自分の行動（努力）とは無関係に，自分以外のもの（強力な他者や運など）によって決まると考える場合は，結果をコントロールする力が自分の外にあるということで，外的コントロール所在といいます[2,3)]．

内的コントロール所在：物事の結果は，自分の行動（努力）によって決まると思うこと
外的コントロール所在：物事の結果は，自分以外のもの（強力な他者や運など）によって決まると思うこと

ちなみに，コントロール所在は，英語では“locus of control（ローカス・オブ・コントロール）”と表されます．

医療と保健の分野では，対象者を内的コントロール所在と外的コントロール所在に分けることで，健康行動とのかかわりが考えやすくなります．

内的コントロール所在の人は，健康状態は，自分の行動（努力）によって決まると考え，積極的に健康行動を行い，治療やセルフケア行動へのアドヒアランスが高いと考えられます．

一方，外的コントロール所在の人は，健康状態は自分以外のもの（強力な他者や運など）によって決まると考え，特に，健康状態は運で決まると考える人は，健康行動に対してやる気になりにくく，治療やセルフケア行動へのアドヒアランスは低いと考えられます．

次に，コントロール所在を考えるうえでの留意点を示しておきます．

コントロール所在の考え方は，ロッターの社会学習理論[4)]にその起源があり，ロッターの社会学習理論では，人がある行動をとる可能性は，その行動が，ある結果につながると

思い，その結果に価値を置くときに高くなると考えます．例えば，ある人が定期的な運動をするようになる可能性は，その人が，運動をすると健康になると思い，健康になることに価値を置くときに高くなるということです．

その意味で，例えば，自分の行動が健康につながると思っている内的コントロール所在の人でも，もしも，健康になることにそれほど価値を置いていない場合は，健康行動をとる可能性が低くなると考えられます．

現場への応用

それでは，コントロール所在の考え方は，現場にどのように応用できるのでしょうか．

2 型糖尿病の G さんに登場願いましょう．G さんは 53 歳（身長 163 cm，体重 82 kg）の自営業の方です．現在，経口糖尿病薬を内服中ですが，HbA1c が 9.3％で，糖尿病のコントロールは不良です．

G さんの独り言を聞いてください．

「医者は，血糖の値が今のままだと，将来的に合併症が出る可能性が高いと言っているが，本当だろうか．そりゃあ自分だって健康でいたいが，結局，合併症が出るか出ないかは運だろう．いくら一生懸命頑張っても，出るときは出るだろうし」

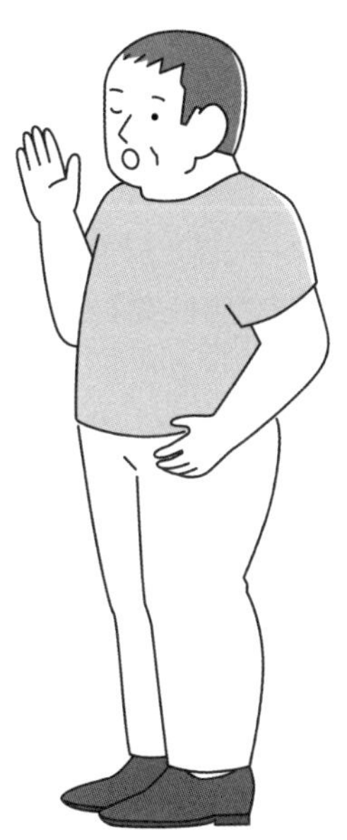

この G さんの独り言を，コントロール所在の面から見てみましょう．

G さんは，健康に価値は置いているようですが，自分の健康は自分の努力ではなく，運によって決まると考えていますので，外的コントロール所在の傾向にあると考えられます．運によって健康が決まると考えている人は，治療やセルフケアに積極的に取り組む姿勢に乏しいと思われます．

それでは，コントロール所在の観点から，G さんにセルフケアや治療に積極的に取り組んでもらうようにするには，どうしたらよいのでしょうか．

そのためには，G さんに，自分の行動が自分の健康に影響を及ぼすのだということを，実感してもらう必要があります．それには，G さんのデータのわずかな変化にも着目して，

G さんの行動がそれらに影響を及ぼしているということを，そのつど説明することが必要です．

以下に，コントロール所在に基づいた働きかけの方法について，糖尿病患者に対するアプローチを例にして，示しておきます．

① 患者のコントロール所在の傾向を把握する
② 患者のコントロール所在の傾向に合わせて，働きかける

それぞれについて，説明します．

① 患者のコントロール所在の傾向を把握する

例えば，次のような質問をすることが勧められます．

「○○さんは，ご自分の努力で糖尿病がよくなると思いますか」
「○○さんは，ご自分の努力で血糖値がよくなると思いますか」

「はい」と答えた人は，内的コントロール所在の傾向にあり，「いいえ」と答えた人は，外的コントロール所在の傾向にあると言えます．

② 患者のコントロール所在の傾向に合わせて，働きかける

※内的コントロール所在傾向の場合：

本人の自立性を尊重し，サポートしていく．

※外的コントロール所在傾向の場合：

自分の健康は強力な他者（医療・保健スタッフ）によって決まると考えている人には，医療・保健スタッフが，ある程度リードするような形でサポートしていく．

特に，自分の健康は運によって決まると考えている人には，本人の血糖値のデータの変動を基に，食事や運動などの本人の行動が，血糖値に影響を与えていることを，そのつど説明するようにする．

研究結果

次に，コントロール所在と健康行動との関係について調べた研究を見てみましょう．本書の初版では，以下の研究結果を紹介しました．

■2 型糖尿病（横断的研究）：

※治療へのアドヒアランス：

インスリン使用患者で血糖自己測定を行っている人は，行っていない人に比べ，外的コントロール所在の点数が有意に低かった[5].

患者のうち，血糖コントロールや合併症の発症は運で決まるとする，外的コントロール所在の点数が高い人ほど，運動をしている人が有意に少なかった[6].

■肥満（縦断的研究）：

※減量：

減量プログラムにおいて，プログラム開始時に内的コントロール所在の点数が高い人ほど，プログラム終了時の体重減少が有意に大きかったとする報告[7,8]と，プログラム開始時のコントロール所在とプログラム終了時の体重減少には，相関は見られなかったとする報告[9,10]がある.

■高血圧（横断的研究）：

※降圧薬の内服アドヒアランス：

高血圧患者で降圧薬の内服アドヒアランスが高い人ほど，内的コントロール所在の点数が有意に高かったとする報告[11]と，両者には相関が見られなかったとする報告がある[12].

■運動（横断的研究）：

定期的に運動をしている人は，運動していない人に比べ，健康に関する内的コントロール所在の点数が有意に高かった[13].

また，内的コントロール所在の点数が高い人ほど，運動の頻度が多く[14〜16]，外的コントロール所在の人ほど，運動の頻度が少なかった[15,16].

■文 献

1) Rotter JB：Generalized expectancies for internal versus external control of reinforcement. Psychological Monographs 80（1）：1-28, 1966.
2) Lefcourt HM：Social learning theory：a systematic approach to the study of perceived control. In HM Lefcourt (ed), Locus of control：current trends in theory and research. (2nd ed), Hillsdale, NJ：Lawrence Erlbaum Associates, pp.32-41, 1982.
3) Wallston KA, Wallston BS, Devellis R：Development of the multidimensional health locus of control (MHLC) scales. Health Education Monographs 6 (2)：160-170, 1978.
4) Rotter JB：Social learning and clinical psychology. Englewood Cliffs, NJ：Prentice-Hall, 1954.
5) De Weerdt I, Visser AP, Kok G, Van der Veen EA：Determinants of active self-care behaviour of insulin treated patients with diabetes：implications for diabetes education. Social Science & Medicine 30（5）：605-615, 1990.
6) Peyrot M, Rubin RR：Structure and correlates of diabetes-specific locus of control. Diabetes Care 17（9）：994-1001, 1994.
7) Goldney RD, Cameron E：Locus of control as a predictor of attendance and success in the management of obesity. International Journal of Obesity 5（1）：39-43, 1981.
8) Kincey J：Internal-external control and weight loss in the obese：predictive and discriminant validity and some possible clinical implications. Journal of Clinical Psychol-

ogy 37 (1) : 100-103, 1981.
9) Rodin J, Bray GA, Atkinson RL, Dahms WT, Greenway FL, Hamilton K, Molitch M : Predictors of successful weight loss in an outpatient obesity clinic. International Journal of Obesity 1 (1) : 79-87, 1977.
10) Nir Z, Neumann L : Self-esteem, internal-external locus of control, and their relationship to weight reduction. Journal of Clinical Psychology 47 (4) : 568-575, 1991.
11) Stanton AL : Determinants of adherence to medical regimens by hypertensive patients. Journal of Behavioral Medicine 10 (4) : 377-394, 1987.
12) Richardson MA, Simons-Morton B, Annegers JF : Effect of perceived barriers on compliance with antihypertensive medication. Health Education Quarterly 20 (4) : 489-503, 1993.
13) Slenker SE, Price JH, O'connell JK : Health locus of control of joggers and nonexercisers. Perceptual and Motor Skills 61 (1) : 323-328, 1985.
14) Speake DL, Cowart ME, Pellet K : Health perceptions and lifestyles of the elderly. Research in Nursing & Health 12 (2) : 93-100, 1989.
15) Calnan M : Control over health and patterns of health-related behaviour. Social Science & Medicine 29 (2) : 131-136, 1989.
16) Norman P, Bennett P, Smith C, Murphy S : Health locus of control and leisure-time exercise. Personality & Individual Differences 23 (5) : 769-774, 1997.

知識をチェックしましょう！

健康行動理論　問題と解答

第1章　健康信念モデル（ヘルス・ビリーフ・モデル）

1　以下は，「健康信念モデル」の考え方を示した図です．番号に当てはまる言葉と，その意味は何でしょうか．

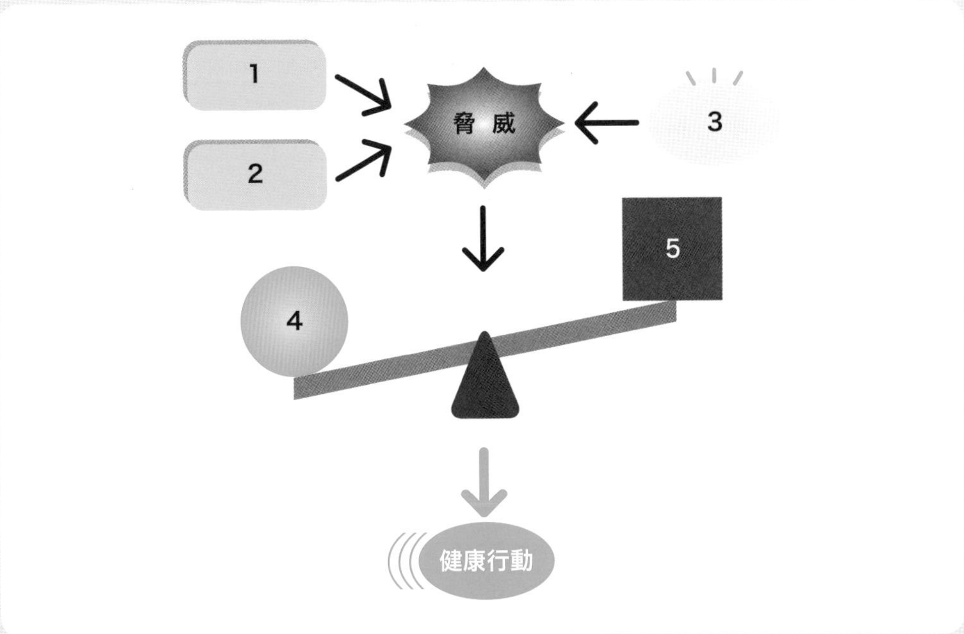

2　次は，肥満があり，高血圧で通院中の43歳の会社員Mさんの独り言です．「健康信念モデル」の面から，どのように働きかけるとよいでしょうか．

「医者は私に運動をするように勧めている．肥満が血圧に影響しているというし，このままだと，心筋梗塞や脳卒中になる可能性も，結構高いかもしれない．そうなったら大変だ．でも，運動の効果はそれほどない気がするし，何といっても，仕事が忙しくて運動する時間なんかとれないよ」

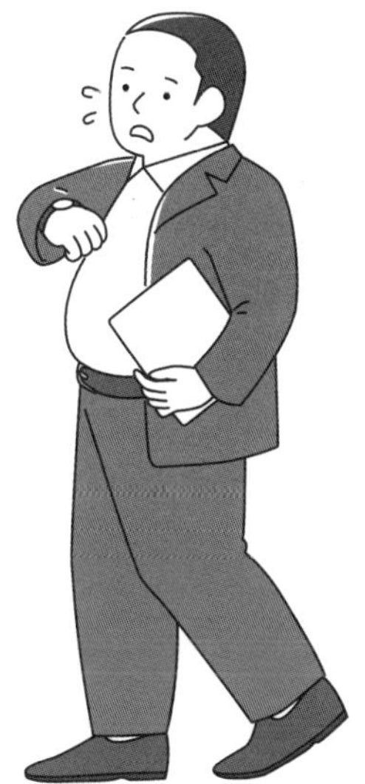

第２章　社会的認知理論

1 「相互決定主義」とは何でしょうか.

2 「観察学習」とは何でしょうか.「観察学習」は別名，何と呼ばれているでしょうか.

3 「自己効力感」とは何でしょうか.

4 「自己効力感」の４つの情報源とは何でしょうか.

5 次は，糖尿病で通院中の 46 歳の主婦 N さんの独り言です.
「自己効力感」の面から，どのように働きかけるとよいでしょうか.

「お医者さんは，今のままでは血糖の値が高いので，飲み薬ではなくインスリンの注射に変えた方がいいと言ってるんだけど…．注射のやり方を説明してくれて簡単だというけど，とっても難しそうだったわ．注射器を持っただけで，手が震えて心臓がドキドキしちゃったし，毎日自分で注射をするなんて，できっこないわ」

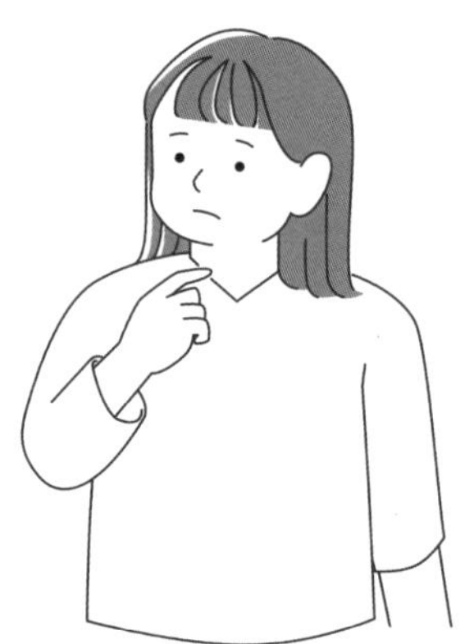

6 「結果予期」とは何でしょうか.

7 「強化」とは何でしょうか.

8 以下は,「強化」の３分類を示しています．番号に当てはまる言葉と，その意味は何でしょうか.
（　１　）強化
（　２　）強化
（　３　）強化

9 「自己制御」とは何でしょうか.「自己制御」は別名，何と呼ばれているでしょうか.

10 以下は,「自己制御」の３つのプロセスを示した図です．番号に当てはまる言葉と，その意味は何でしょうか.

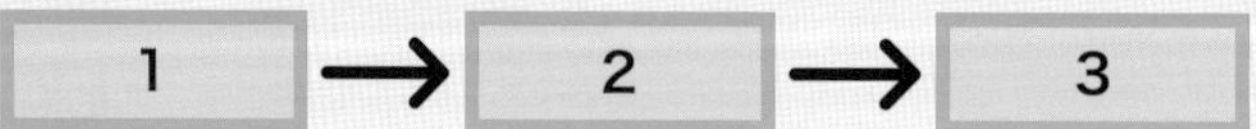

第3章　変化のステージモデル

1　下の図は，変化のステージモデルの 5 つのステージを示しています．番号に当てはまるステージ名と，その意味は何でしょうか．

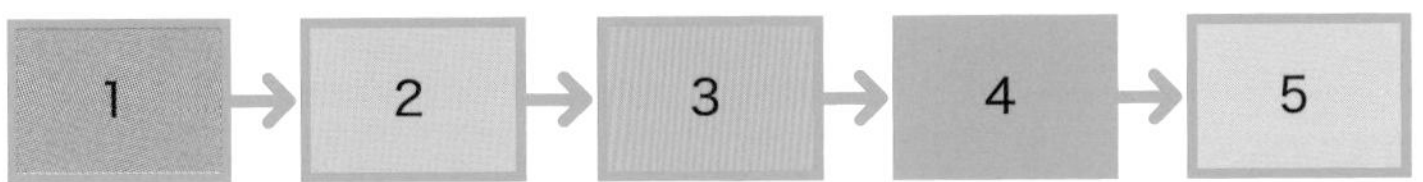

2　次は，肥満があり，高血圧で通院中の 42 歳の主婦 O さんの独り言です．「変化のステージモデル」の面から，どのように働きかけるとよいでしょうか．

「病院の先生から減量を勧められて，好きだった間食の量を半分に減らすように言われたのがちょうど 1 カ月前．なんとか 1 カ月は実行できたけど，このまま続けることができるかしら．ちょっと不安だわ」

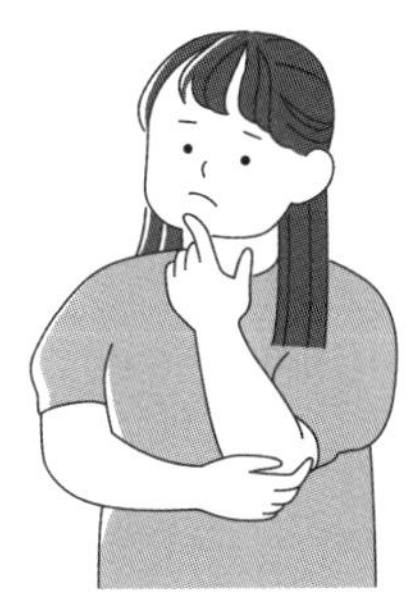

第4章　計画的行動理論

1　下の図は，計画的行動理論を示しています．番号に当てはまる言葉と，その意味は何でしょうか．

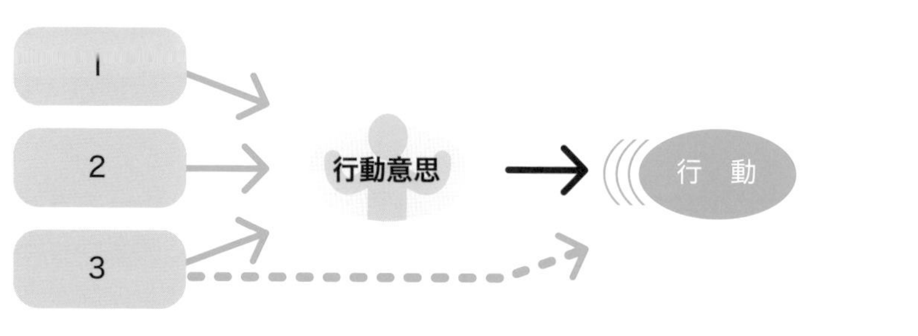

2　次は，肥満と高血圧があり，医師より運動を勧められた46歳の会社員Pさんの独り言です．
「計画的行動理論」の面から，どのように働きかけるとよいでしょうか．

「医者が言うように，運動は減量と血圧に少しは効果があると思うけど，大勢には影響がないんじゃないかな．家族も一緒にジョギングすると言ってくれているので，その気持ちに応えたいとは思うけど，忙しくて運動をする時間を見つけるのは難しい」

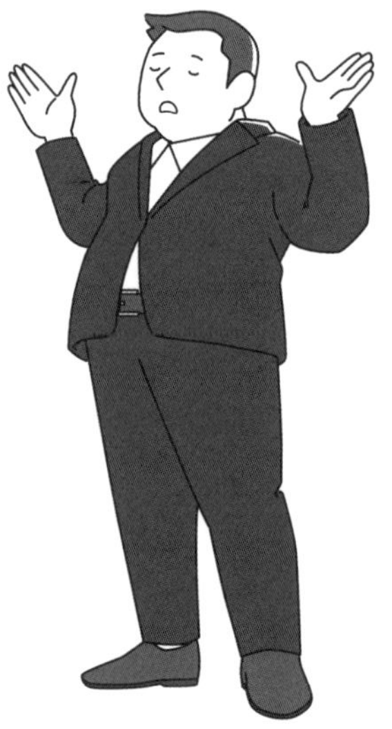

第5章　ストレスとコーピング

1　下の図は，ストレスとコーピングの考え方を示しています．番号に当てはまる言葉と，その意味は何でしょうか．

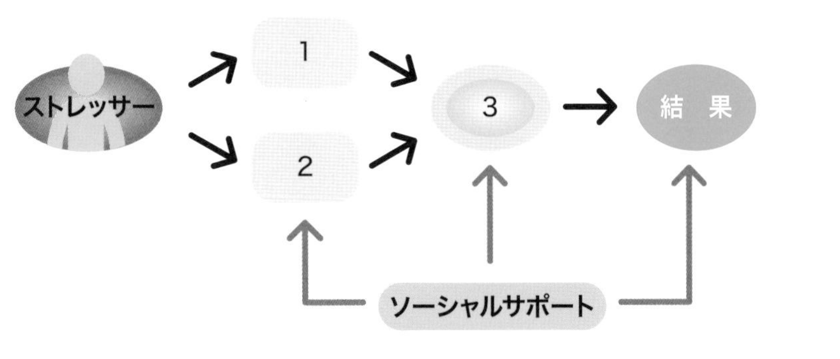

2　次は，肥満と糖尿病で通院中の42歳の主婦Qさんの独り言です．「ストレスとコーピング」の面から，どのように働きかけるとよいでしょうか．

「お医者さんは，間食を減らして減量をすれば，糖尿の値ももっとよくなると言っているけど…．姑との関係がストレスのもとになってイライラして間食しちゃうのよね．だいたい，姑との関係というのはストレスになりやすいのよ．だからといってどうしようもないし，困っちゃうわ」

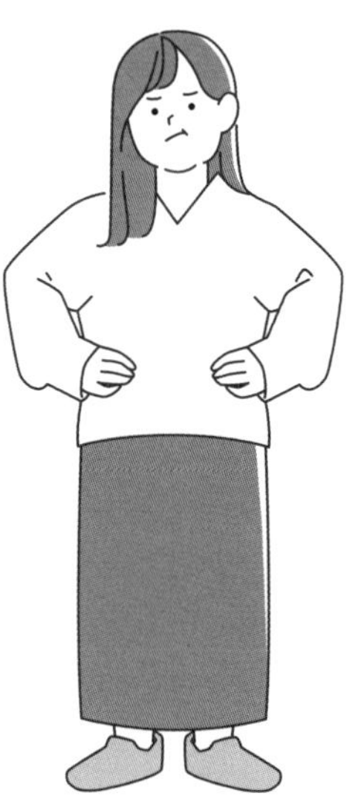

第6章　ソーシャルサポート（社会的支援）

1　ソーシャルサポートの２つの働きとは何でしょうか．

2　以下は，ハウスによるソーシャルサポートの４分類を示しています．番号に当てはまる言葉と，その意味は何でしょうか．

（　1　）サポート
（　2　）サポート
（　3　）サポート
（　4　）サポート

3　次は，健診で糖尿病を指摘された46歳の会社員Rさんの独り言です．「ソーシャルサポート（社会的支援）」の面から，どのように働きかけたらよいでしょうか．

「糖尿病の治療の基本は食事療法とのことだ．今度，栄養指導を受けることになったが，家で食事を作ってくれる妻も，一緒に受けると言っている．子供も，お父さん頑張ってと言ってくれているし，糖尿病で通院中の姉も，いろいろと情報をくれている．しっかりやらねば」

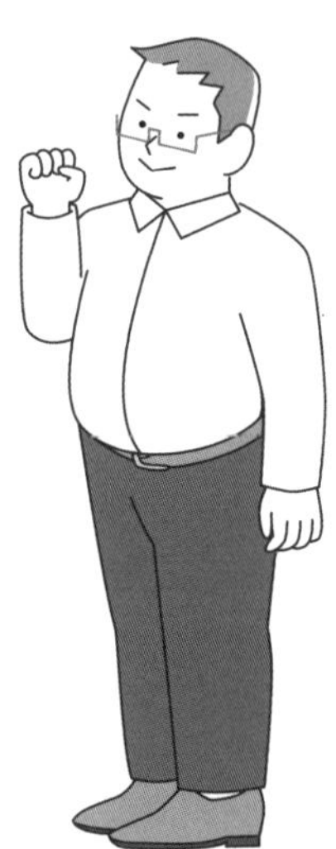

第7章　コントロール所在

1　健康に関するコントロール所在とは何でしょうか.

2　健康に関するコントロール所在の2種類とその意味は何でしょうか.

3　次は，2型糖尿病で通院中の52歳の公務員Sさんの独り言です.「コントロール所在」の面から，どのように働きかけるとよいでしょうか.

「血糖がよくなるかどうかは，自分の行い次第だ. 昨日病院へ行ったら，HbA1cが以前よりも悪くなっていた. 食事療法や運動療法もきっちり守っていたのだが…. 食事と運動をもう少し頑張らないと」

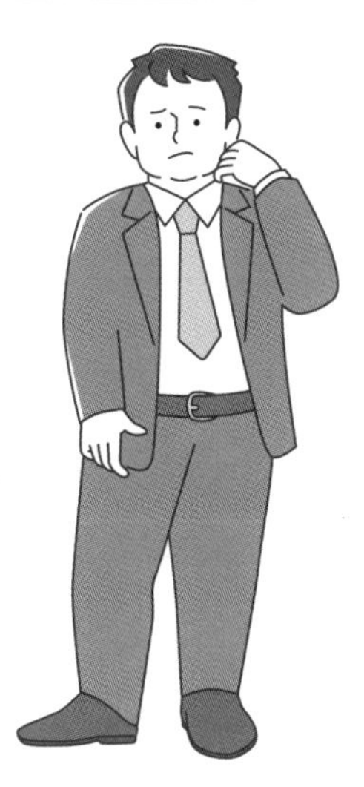

知識をチェックしましょう！

解　答

第1章　健康信念モデル（ヘルス・ビリーフ・モデル）

Answer 1

1．罹患性　2．重大性　3．行動のきっかけ　4．有益性　5．障害

罹患性：病気や合併症になる可能性

重大性：病気や合併症になった場合の重大さ

行動のきっかけ：病気の症状を感じたり（内的なきっかけ），医療・保健スタッフや友人などからの勧め，マスメディアからの情報，家族や友人が実際に病気になることなど（外的なきっかけ）

有益性：その健康行動をとることで得られるメリット

障害：その健康行動をとるうえで妨げになるもの

Answer 2

Mさんの独り言を「健康信念モデル」の用語と図にあてはめると，次のようになります．

「罹患性」:「心筋梗塞や脳卒中になる可能性も，結構高いかもしれない」

「重大性」:「そうなったら大変だ」

「行動のきっかけ」:「医者は私に運動をするように勧めている」

「有益性」:「運動の効果はそれほどない気がする」

「障害」:「運動する時間なんかとれないよ」

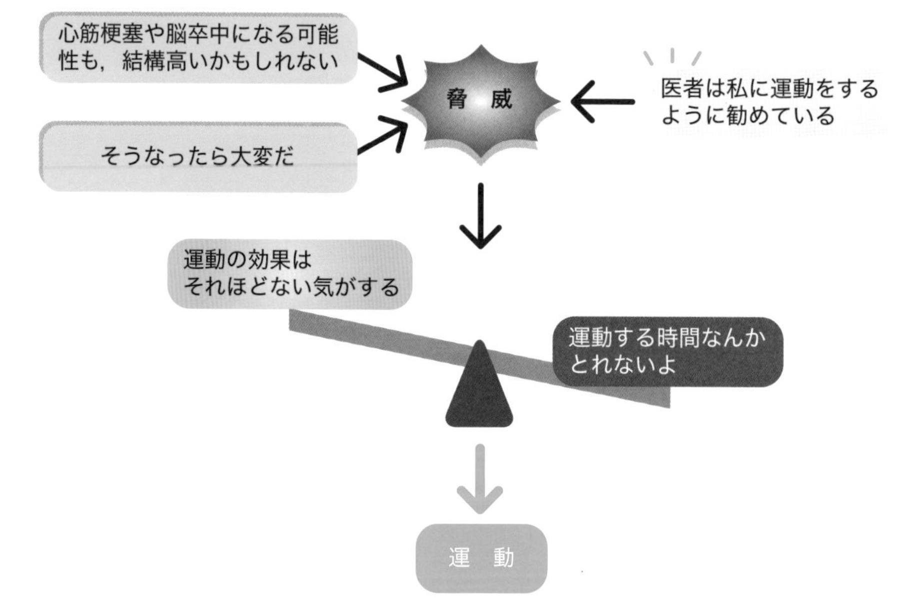

Mさんの独り言から判断すると，以下のようにまとめられます.

「脅威」：Mさんは，高血圧の合併症に対する「罹患性」と「重大性」は，ある程度感じていて,「行動のきっかけ」もあり，それなりに「脅威」は感じていると考えられます.

「有益性」：Mさんは，運動の効果はそれほどない気がしているため，運動の「有益性」はあまり感じていないと考えられます.

「障害」：Mさんは，運動する時間がとれないということで，運動するうえでの「障害」を強く感じていると考えられます.

まとめると，Mさんは，このままではまずいという「脅威」は感じていますが，運動の「有益性」よりも「障害」を強く感じているため，運動という行動をとるには至っていないと考えられます.

以上より，Mさんには，次の2つの働きかけを行うようにします.

(1) 運動の「有益性」の認識を高める：例えば，運動の肥満や高血圧への効果を，データをもとに説明する.

(2) 運動するうえでの「障害」の認識を減らす：運動する時間がとれないということに対し，1日のタイムスケジュールを見直してもらったり，運動を生活に取り入れる工夫について考えてもらう.

第2章　社会的認知理論

Answer 1

「人」と「行動」と「環境」の3つの要因が，お互いに相互作用しているとする考え

Answer 2

人の行動は，他人の行動を見ることによって学ばれるとするもの

別名：「モデリング」

Answer 3

「ある行動をうまくできる」という自信

Answer 4

①自己の成功経験　②代理的経験　③言語的説得　④生理的・情動的状態

Answer 5

Nさんのインスリン注射に対する自己効力感を高めるため，自己効力感の4つの情報源をもとに，次のように働きかける.

(1) 自己の成功経験：インスリン注射の手技をいくつかのパートに分け，それぞれのパートを，自信が持てるようになるまで繰り返してもらう．それぞれのパートに自信を持つことができた後で，パートをつなぎ合わせて練習してもらう．

(2) 代理的経験：N さんと性や年齢，社会的状況が似ている人が，実際に注射をしているのを見てもらう．

(3) 言語的説得：「N さんならできますよ」という言葉による励ましを行う．

(4) 生理的・情動的状態：誰でも最初は手が震えたり，心臓がドキドキするのは当たり前で，慣れたらそういうこともなくなることを説明する．

Answer 6

「ある行動を行うと，こういう結果につながるだろう」という予測

Answer 7

ある行動をすることによって褒美(ほうび)が得られると，その行動が起きる頻度が増える（または，その行動が長く続く）こと

Answer 8

1．外的　2．代理　3．自己

外的強化：人が，ある行動をした結果，外部から褒美が与えられることによって，その行動が起きる頻度が増える（または，その行動が長く続く）こと

代理強化：他の人が，ある行動をした結果，褒美を得ているのを見ることによって，自分もその行動をする頻度が増える（または，その行動が長く続く）こと

自己強化：ある行動に対して自分で設定した基準に達したときに，自分に褒美を与えることによって，その行動の頻度が増える（または，その行動が長く続く）こと

Answer 9

自分の行動を制御（コントロール）すること

別名：「セルフ・コントロール」

Answer 10

1．自己観察　2．判断過程　3．自己反応

自己観察：自分の行動を注意深く観察すること

判断過程：自己観察した結果，自分の行動が，ある基準を達成したかどうかを判断する過程

自己反応：判断過程の結果，自分の行動が基準を達成しているかどうかに基づいて，自分に対して働きかけを行うこと

第3章　変化のステージモデル

Answer 1

1. 無関心期　2. 関心期　3. 準備期　4. 行動期　5. 維持期

無関心期：6 カ月以内に行動を変えようと思っていない

関心期：6 カ月以内に行動を変えようと思っている

準備期：1 カ月以内に行動を変えようと思っている

行動期：行動を変えて 6 カ月未満である

維持期：行動を変えて 6 カ月以上である

Answer 2

O さんは，間食を半分に減らし始めて 1 カ月が経過していますので，「行動期」にいると考えられます．

間食を減らすことについて「行動期」にいる O さんには，「維持期」に進んでもらうために，次の 4 つの働きかけを行うようにします．

1）行動置換：間食をしようと思ったときに，間食以外の行動で置き換えてもらう（例：間食の変わりにガムを噛むようにするなど）．

2）援助関係の利用：間食を半分に減らし続けられるような，サポートが得られるようにしてもらう（例：夫や子供からの協力が得られるようにしてもらったり，減量仲間をつくるように勧めるなど）．

3）強化マネジメント：間食を半分に減らし続けることができれば，自分や家族から褒美をもらうようにしてもらう（褒美の内容については，O さんに考えてもらう）．

4）刺激の統制：間食をする刺激になるものを避け（例：間食のための食べ物の購入を控えたり，すぐ手の届く所に食べ物を置かないなど），間食を控えることを思い出させるものを目に付く所に置くようにする（例：減量の目標を書いた紙を部屋に貼るなど）．

第４章　計画的行動理論

Answer 1

1．行動への態度　2．主観的規範　3．行動コントロール感

行動への態度：その行動をどれぐらいよいことだと思うか

主観的規範：周りからの期待にどれぐらい従おうと思うか

行動コントロール感：その行動をどれぐらいうまくできると思うか

Answer 2

Ｐさんの独り言を「計画的行動理論」の用語と図にあてはめると，次のようになります．

「行動への態度」:「運動は減量と血圧に少しは効果があると思うけど，大勢には影響がないんじゃないかな」

「主観的規範」:「家族も一緒にジョギングすると言ってくれているので，その気持ちに応えたいとは思うけど」

「行動コントロール感」:「忙しくて運動をする時間を見つけるのは難しい」

運動は減量と血圧に少しは効果があると思うけど，大勢には影響がないんじゃないかな

家族も一緒にジョギングすると言ってくれているので，その気持ちに応えたいとは思うけど，

忙しくて運動をする時間を見つけるのは難しい

運動への やる気

運　動

Ｐさんの独り言から判断すると，以下のようにまとめられます．

「行動への態度」：運動が減量と血圧に少しは効果があることは認めていますが，大勢に影響がないだろうと考えているため，運動することへの「行動への態度」は，それほどポジティブではないと考えられます．

「主観的規範」：運動することへの家族の期待に応えたいという気持ちがあるので，「主観的規範」はポジティブであると考えられます．

「行動コントロール感」：運動する時間を見つけるのは難しいということで，運動することへの「行動コントロール感」は低いと言えます．

まとめると，Ｐさんは運動することに対して，ポジティブな「主観的規範」は持っていますが，それほどポジティブな「行動への態度」を持っていなく，「行動コント

ロール感」も低いと考えられます．

以上より，P さんには，次の 2 つの働きかけを行うようにします．

(1) 運動に対する「行動への態度」をよりポジティブなものにする：運動による減量や血圧低下の程度が大きくなくても，健康へのよい影響は小さくないことを説明する．

(2) 運動に対する「行動コントロール感」を高める：忙しくて運動をする時間を見つけるのは難しいということに対し，1 日のタイムスケジュールを見直してもらったり，運動を生活に取り入れる工夫について考えてもらう．

第 5 章 ストレスとコーピング

Answer 1

1．一次評価　2．二次評価　3．コーピング

一次評価：「そのストレッサーは，自分にとってどのような性質のもので，どれぐらい重大なのか」という評価

二次評価：「自分は，そのストレッサーにどれぐらいうまく対処することができるのか」という評価

コーピング：ストレッサーに対してうまく対処しようとする努力のこと

Answer 2

Q さんの独り言を「ストレスとコーピング」の用語と図にあてはめると，次のようになります．

ストレッサー：姑との関係

一次評価：「姑との関係というのはストレスになりやすいのよ」

二次評価：「だからといってどうしようもないし」

コーピング方法：「イライラして間食しちゃうのよね」

結果：肥満

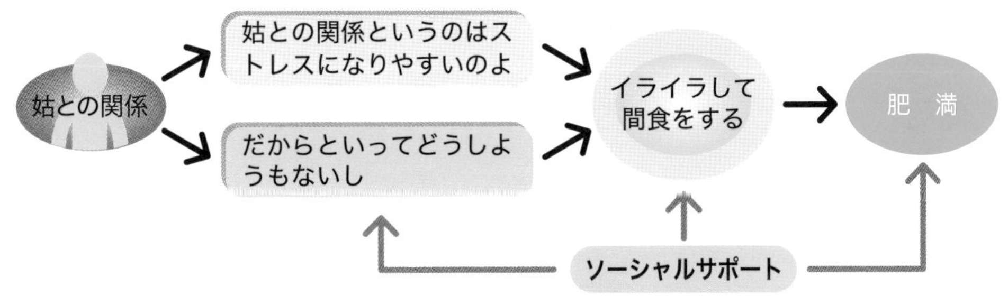

まとめると，Q さんにとってのストレッサーは，「姑との関係」で，Q さんはそれを「ストレスになりやすいもの」で，「どうしようもないもの」としてとらえています．そして，コーピングの方法としては，間食をすることでストレッサーに対処しています．その結果，「肥満」がなかなか解消しない状況です．

以上より，Q さんには，次の 3 つの働きかけを行うようにします．

(1) ストレッサーへの評価を変える：

① 一次評価：姑との関係をネガティブな面からだけとらえるのではなく，ポジティブな面を考えるようにしてもらう．

② 二次評価：姑との関係をうまくやっている友人から，アドバイスを受けるようにしてもらう．

(2) コーピングの方法を変える：間食ではなく，運動やリラクセーションなど，健康状態に悪影響を与えない方法で対処してもらう．

(3) ソーシャルサポートを利用する：同じような状況にある仲間と交流することを勧める．

第 6 章　ソーシャルサポート（社会的支援）

Answer 1

ソーシャルサポートの働きとは

(1) 健康行動や治療，セルフケアへのアドヒアランスを高める

(2) ストレッサーの負の影響を和らげる

Answer 2

(1) 情緒的　(2) 道具的　(3) 情報的　(4) 評価的

情緒的サポート：共感や愛情，信頼，尊敬などを示してくれるサポート

道具的サポート：実際に形のある支援やサービスを提供してくれるサポート

情報的サポート：問題を解決するうえで役立つアドバイスや提案，情報を提供してくれるサポート

評価的サポート：自己評価をするうえで役立つ情報を提供してくれるサポート

Answer 3

R さんの独り言から，R さんの受けているソーシャルサポートは，次のようにまとめられます．

情緒的サポート：「子供も，お父さん頑張ってと言ってくれている」

道具的サポート：「家で食事を作ってくれる妻も，一緒に（栄養指導を）受けると言っている」

情報的サポート：「糖尿病で通院中の姉も，いろいろと情報をくれている」

これらのサポートを受けることによって，R さんは糖尿病の食事療法をしっかり

守ろうという気持ちになっていると思われます．

さらに，R さんのやる気を強固なものにするため，妻からの評価的サポートを促したり，医療・保健スタッフとして，適切なサポートを提供するようにします．

第 7 章　コントロール所在

Answer 1

健康状態をコントロールする（決める）力がどこにあると考えるかということ

Answer 2

内的コントロール所在と外的コントロール所在

内的コントロール所在：健康状態は，自分の行動（努力）によって決まると思うこと

外的コントロール所在：健康状態は，自分以外のもの（強力な他者や運など）によって決まると思うこと

Answer 3

S さんの独り言から，S さんの「コントロール所在」については，次のようにまとめられます．

S さんは，「血糖がよくなるかどうかは自分の行い次第だ」と言っていることから，内的コントロール所在の傾向にあると考えられます．

内的コントロール所在の S さんには，次のように働きかけるようにします．

内的コントロール所在の人は，治療に積極的に参加する傾向にあるため，食事や運動について，S さんから自主的な目標や工夫などを引き出すようにする．

索　引